1星期
瘦身計畫
用5招習慣
輕鬆打造
易瘦體質

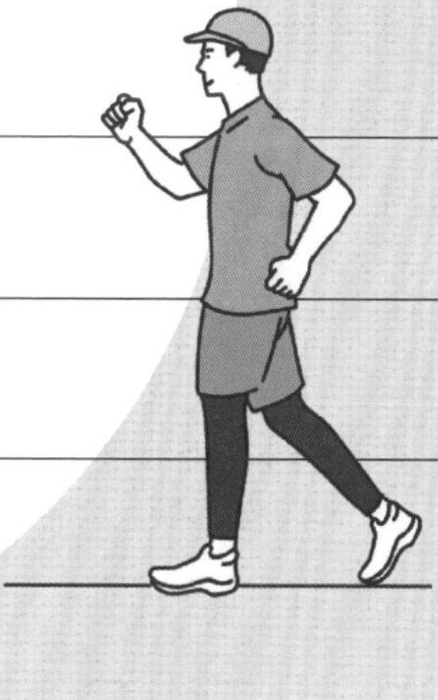

栗原診所東京・日本橋院長
栗原毅

楓葉社

前言

「我都吃那麼少了，怎麼還瘦不下來？」

這是很多人都有的疑問，是什麼原因才會造成這樣的結果呢？因為他們不知道正確的飲食法，如果用錯誤的方法吃錯食物，不論再怎麼努力，都不可能成功瘦身。當一個人陷入這樣的惡性循環時，一般都會迫切地想要找到「到底要怎麼做才能瘦下來」的方法，最終演變成罹患脂肪肝等疾病。

本書要介紹給各位的是超強「瘦身計畫」，在1週內開啟身體的「瘦身開關」。這個計畫只有5個方法：刷牙清潔口腔、吃巧克力、喝綠茶、少吃一口醣質，以及做一些小運動，精心挑選對各位來說「持久性高」而且「效果顯著」的方法。

相信一定有人會質疑「真的只要刷牙就能瘦嗎？」近年來，發現牙周病會引起各種全身疾病，還因此成為大眾的熱門話題。藉由口腔護理預防牙周病，有助於體重下降，這個「像是謊言般的事實」，是不是讓人想要試試看呢？

相信各位聽到巧克力和綠茶有助於瘦身，應該會很驚訝。不過，這毫無疑問是真的。在吃飯前攝取可可含量70%以上的巧克力，能夠減少身體吸收的醣質量，使人不易發胖。此外，根據最近的研究顯示，綠茶中含有的「兒茶素」也具有燃燒脂肪的效果。

這種輕鬆的方法看似容易，其實要長期堅持卻出乎意料地困難。因此，一開始先嘗試持續1週，當各位體內的「瘦身開關」打開，一定就能轉變成易瘦體質。

我想要介紹給大家的是「任何人都可以輕鬆健康瘦身」的方法，若是這本書能夠幫助各位無痛地養成易瘦體質，那將是我最大的榮幸。

栗原診所 東京・日本橋院長
栗原 毅

體質的超強法

稍微改善一下生活習慣，就能夠從根本養成易瘦體質！

之所以至今減肥都失敗
是因為沒有消除阻礙瘦身的原因！

身體缺乏運動
就去運動

吃太多食物
就減少攝取的熱量

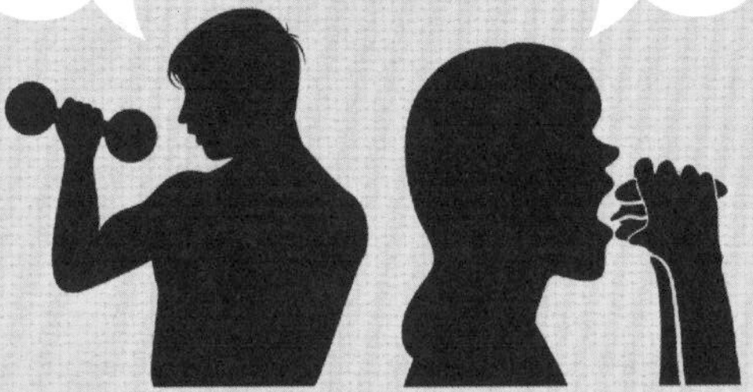

不知道瘦身失敗的根本原因
打算只用1種方法瘦身

最後的結果

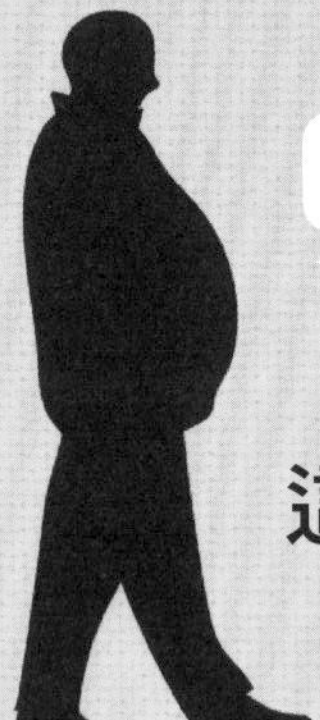

就算嘗試減肥也感覺不到任何效果……

很快就復胖……

這些都是因為沒有打開身體的「瘦身開關」！

1週養成易瘦

之所以至今減肥都失敗，是因為沒有消除阻礙瘦身的原因！

沒能打開「瘦身開關」的原因是
堆積在肝臟的脂肪，也就是「脂肪肝」

日本人每3個人就有1個人有脂肪肝！

不喝酒也會罹患脂肪肝！

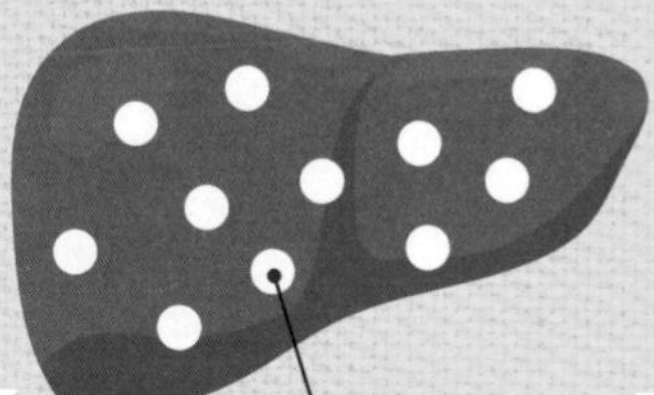

沒有任何症狀！

跟性別沒關係！

三酸甘油脂高達 **20％以上**

罹患脂肪肝的身體狀態……

代謝脂質和醣質的能力下降 → 持續囤積脂肪 → 養成永遠易胖體質

→檢測是否有脂肪肝請參照P. 38！

只要稍微改變生活習慣就能改善
脂肪肝

刷牙

吃巧克力

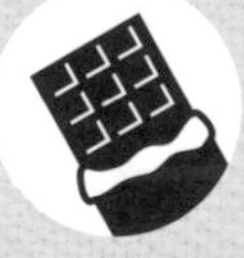

喝綠茶

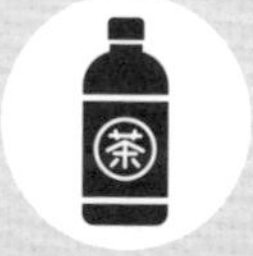

等

1週就能打開身體的「瘦身開關」
養成易瘦體質！

ENTS

PART 1

內臟脂肪領域名醫傳授的新常識①

瘦不下來的原因在於脂肪肝！

CONT

PART 2 內臟脂肪領域名醫傳授的新常識② 不刷牙就不會瘦！

ENTS

PART 3

內臟脂肪領域名醫傳授的新常識③

身體轉眼間就改變！最強瘦身飲食法

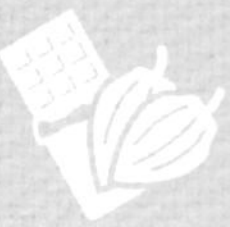

CONT

PART 4

內臟脂肪領域名醫傳授的新常識④

適度的運動 有助於快速養成易瘦體質

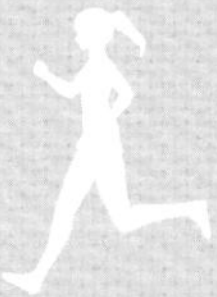

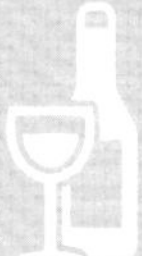

名醫現身說法
關」的最強計畫

接下來的1週就利用本書介紹的5個瘦身計畫，打造出易瘦體質！

瘦身計畫 1

刷牙清潔口腔

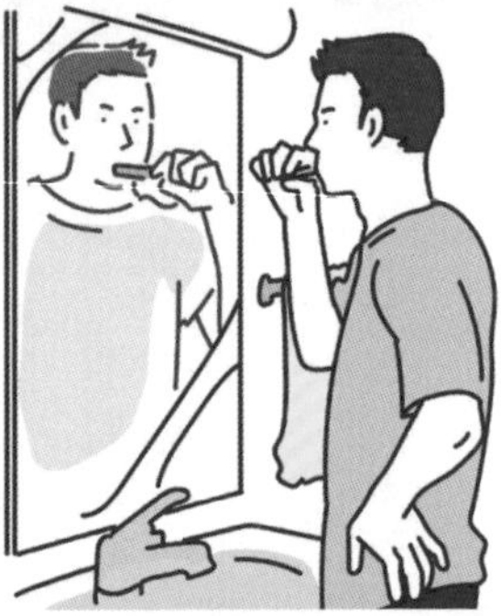

治療牙周病
是瘦身的第一步

口腔中有各種不同的細菌，這些從口腔入侵的細菌會影響身體的健康。尤其是牙周病菌，在進入身體後會妨礙胰島素作用，進而使身體無法控制血糖，並造成肝臟中的三酸甘油酯增加。

瘦身計畫 2

攝取高可可含量的巧克力

控制血糖上升
降低醣質的吸收

可可含量超過70％的巧可力具有大量的可可多酚，有助於控制血糖上升，同時也有豐富的膳食纖維，不僅可以減緩醣質的吸收速度，還可以調節腸道環境。

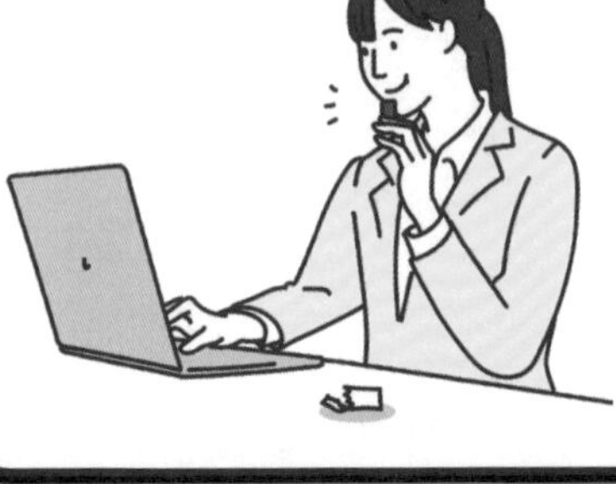

瘦身計畫 3

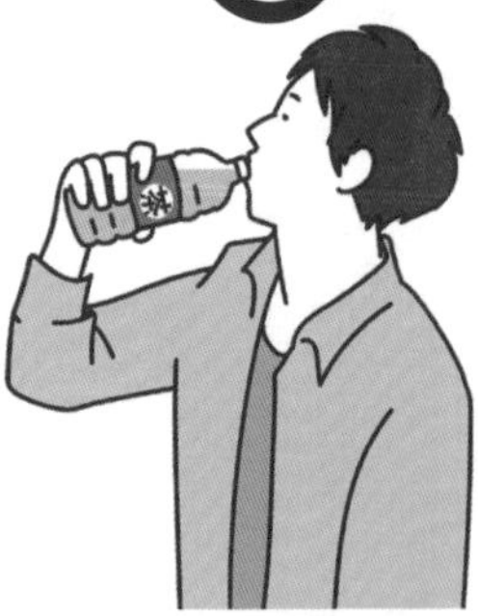

喝綠茶

喝了就能燃燒脂肪＆
控制脂肪增加

綠茶含有一種名為兒茶素的多酚，具有促進脂肪燃燒的作用。市售的瓶裝茶也能夠攝取到兒茶素，但在選購時，應選擇健康成分更高的濃綠茶。用茶壺泡綠茶時，連茶葉一起食用，瘦身效果會更顯著。

內臟脂肪領域
1週打開「瘦身開

為什麼減肥總是失敗？因為沒有打開「瘦身開關」！

瘦身計畫 4

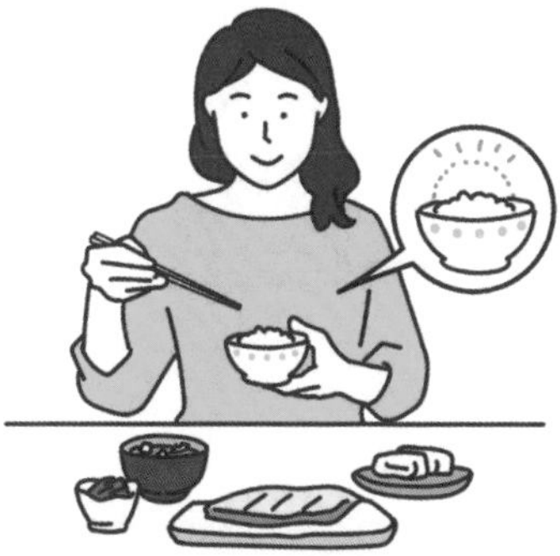

稍微減少醣質的攝取

醣質只要比平時少攝取一口
就能養成易瘦體質

醣質不僅是脂肪的來源，攝取過多還會提高血糖，導致身體更容易囤積脂肪。從日常飲食開始，只要減少攝取一口醣質，就能改變身體，使之不易囤積脂肪。

瘦身計畫 5

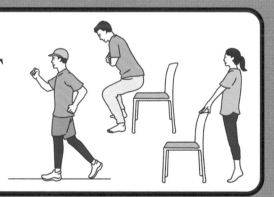

做一些小運動

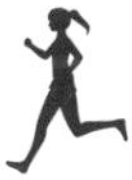

簡單的運動
可加速身體的變化

減肥並不需要做劇烈的運動，打造易瘦體質的捷徑是，每天堅持不懈地做簡單的小運動。重點鍛鍊擁有大量肌肉的下半身，可以有效打開瘦身開關。

只要實施這5個瘦身計畫
就能改善造成瘦身失敗的脂肪肝
並在1週內開啟身體的「瘦身開關」！

瘦身計畫

1

刷牙清潔口腔

有這些效果！

- ☑ 防止牙周病菌和蛀牙細菌入侵體內
- ☑ 預防牙周病避免胰島素作用受到影響
- ☑ 調整腸道環境以提高代謝
- ☑ 改善糖尿病等生活習慣病

等

口腔的健康與否與身體的健康息息相關，因為牙周病菌或蛀牙細菌從牙齦入侵血管後，會乘著血液流動，對全身造成不好的影響。此外，牙周病惡化，會阻礙胰島素發揮作用，導致三酸甘油脂囤積在肝臟中，進而形成易胖體質。因此，平時就必須要正確、確實地進行口腔護理。

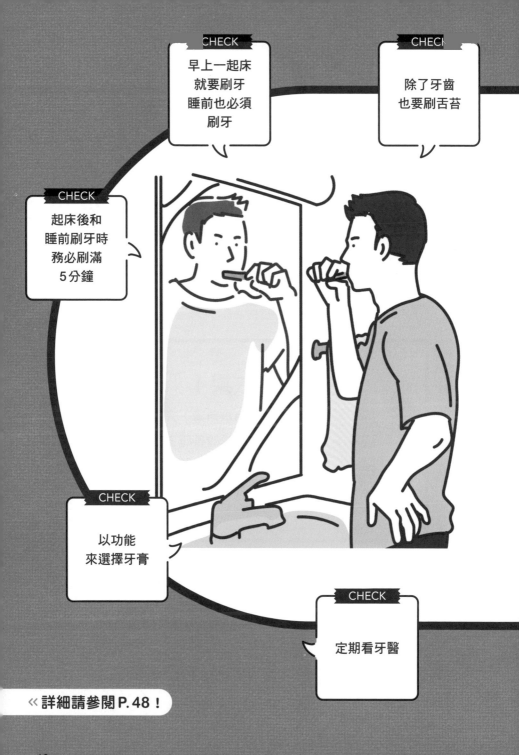

CHECK
早上一起床
就要刷牙
睡前也必須
刷牙

CHECK
除了牙齒
也要刷舌苔

CHECK
起床後和
睡前刷牙時
務必刷滿
5分鐘

CHECK
以功能
來選擇牙膏

CHECK
定期看牙醫

« 詳細請參閱P.48！

瘦身計畫

2

攝取高可可含量的巧克力

有這些效果！

- ☑ 減緩醣質吸收防止血糖急遽上升
- ☑ 豐富的膳食纖維有助於改善腸道環境
- ☑ 清除肝臟內的活性氧預防脂肪肝
- ☑ 抗氧化作用可減少牙周病菌

等

可可中的可可多酚具有抗氧化作用，可清除肝臟裡的活性氧，改善脂肪肝。除了減緩血糖上升、預防牙周病，還有放鬆的效果。為了大幅度發揮出這些效果，請食用可可含量超過70%的巧克力。

CHECK

1次5克
1天吃3~5次

CHECK

最佳的
攝取時間
為吃飯前

CHECK

攝取可可含量
超過70%的
巧克力

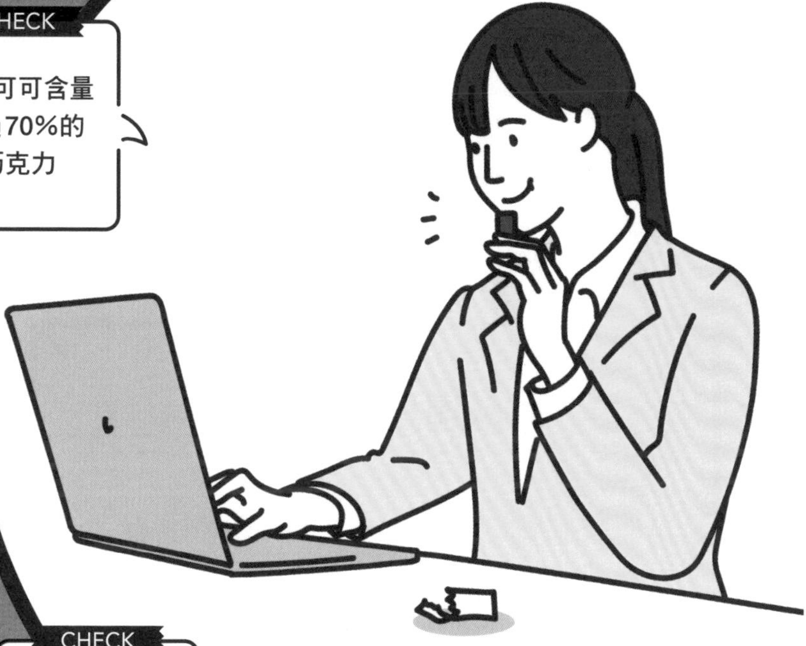

CHECK

當點心吃也OK

CHECK

具有
放鬆效果
可緩解壓力

« 詳細請參閱P. 68！

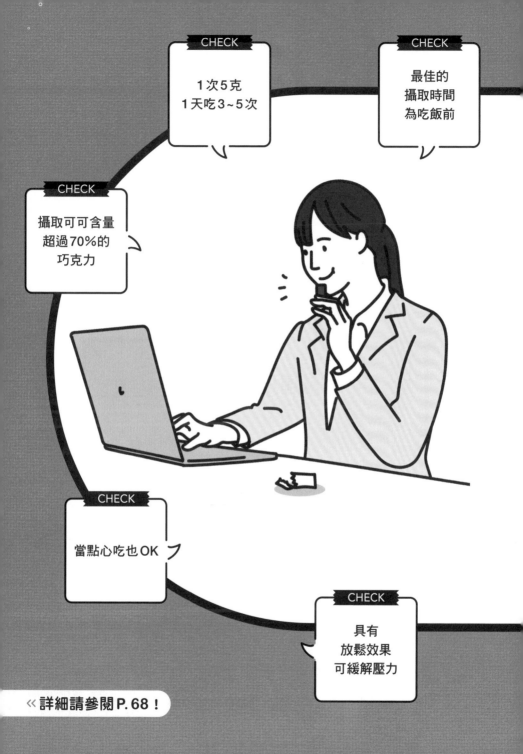

瘦身計畫

3

喝綠茶

有這些效果！

- ☑ 體高代謝促進脂肪燃燒
- ☑ 控制醣質吸收阻止身體合成三酸甘油脂
- ☑ 改善血壓和血醣
- ☑ 抗氧化作用有助於提高免疫力

等

綠茶中含有豐富的多酚——兒茶素，能夠控制醣質吸收，阻止身體合成三酸甘油脂，同時也有燃燒脂肪的作用，是瘦身的最佳飲品！綠茶也有提高免疫力的成分，不過須注意的是，健康效果會隨著溫度而異。此外，用茶葉泡出的綠茶，效果會更好。

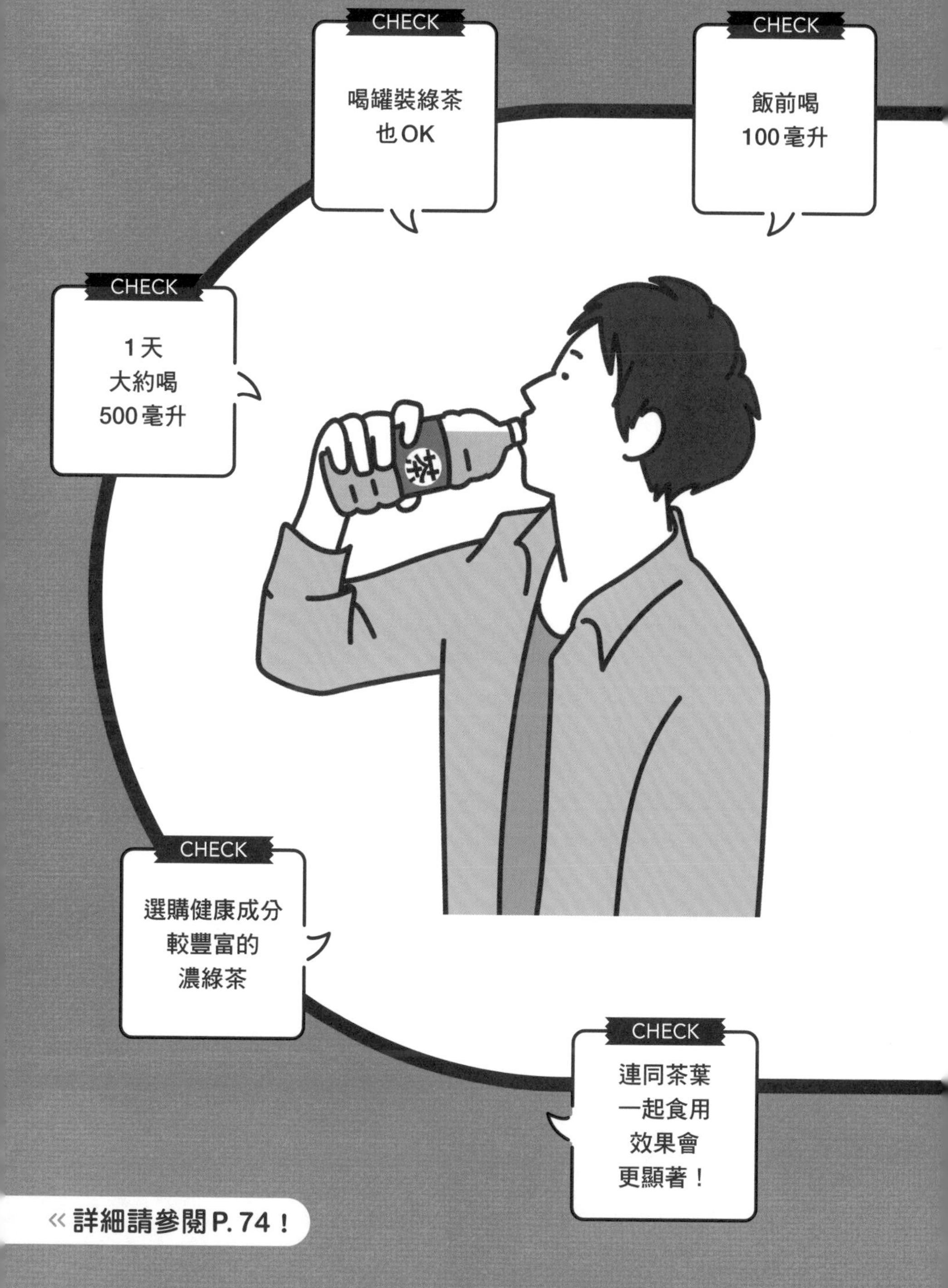
CHECK
喝罐裝綠茶
也OK
CHECK
飯前喝
100毫升
CHECK
1天
大約喝
500毫升
茶
CHECK
選購健康成分
較豐富的
濃綠茶
CHECK
連同茶葉
一起食用
效果會
更顯著！

« 詳細請參閱P. 74！

瘦身計畫

4

稍微減少醣質的攝取

有這些效果！

- ☑ 身體容易消耗脂肪來製造能量
- ☑ 控制血糖上升養成不易堆積脂肪的身體
- ☑ 預防生活習慣病減少罹患疾病的風險
- ☑ 健康瘦身不易復胖

等

造成內臟脂肪的原因其實是醣質，而不是高熱量飲食。攝取過多的醣質會導致血糖急遽上升，使三酸甘油脂堆積在體內。雖說如此，醣質畢竟也是身體活動的能量來源，沒必要完全拒而不吃，只要在日常飲食中減少攝取即可。以米飯來說，每餐只要少吃一口，就能達到效果。

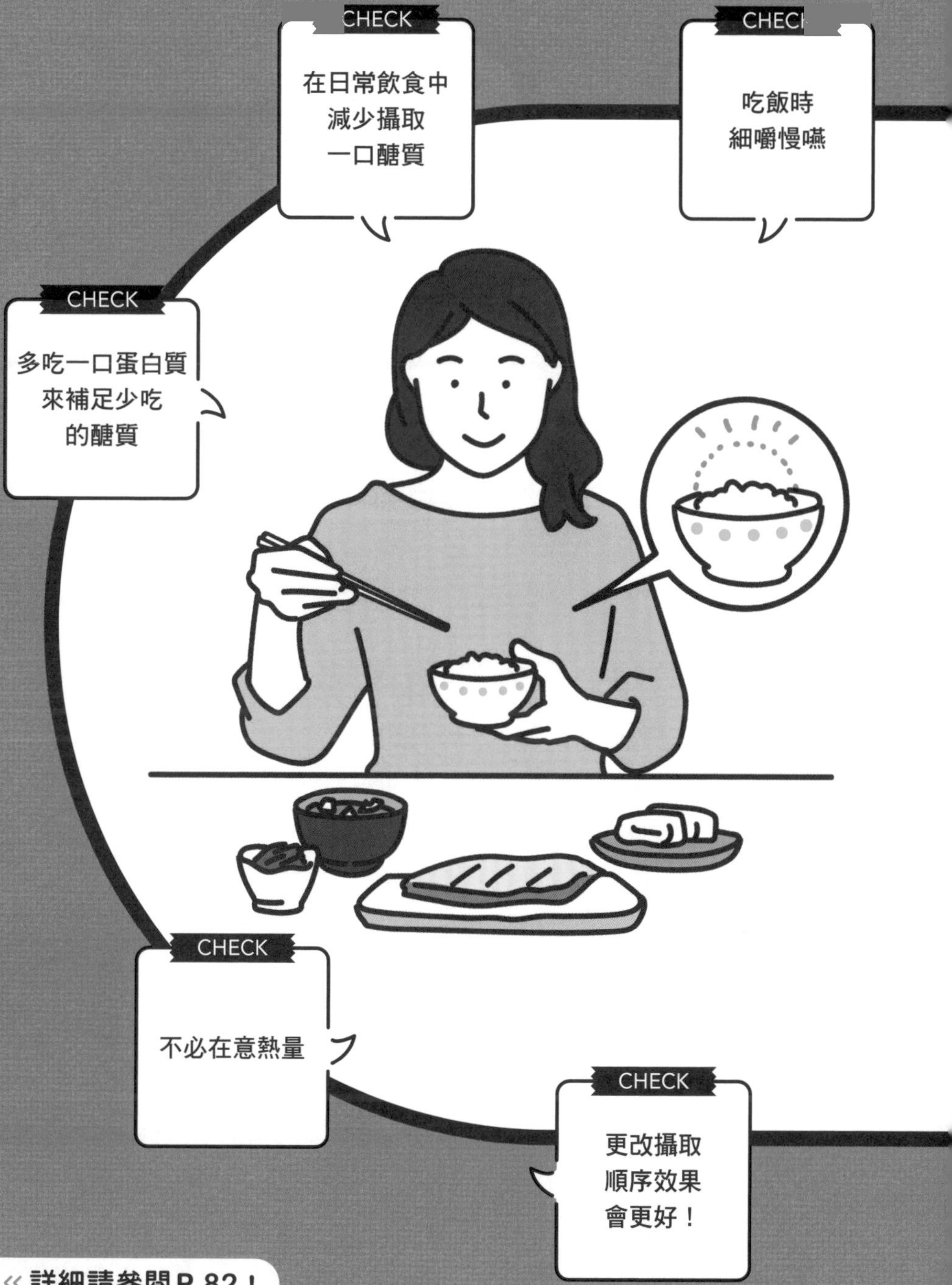
CHECK
在日常飲食中
減少攝取
一口醣質
CHECK
吃飯時
細嚼慢嚥
CHECK
多吃一口蛋白質
來補足少吃
的醣質
CHECK
不必在意熱量
CHECK
更改攝取
順序效果
會更好！

« 詳細請參閱 P. 82！

瘦身計畫

5

做一些小運動

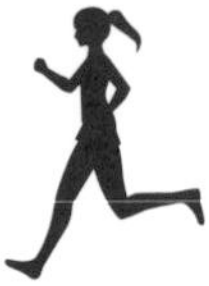

有這些效果！

- ☑ 增加肌肉提高基礎代謝率
- ☑ 可在不帶給身體負荷的前提下燃燒脂肪
- ☑ 促進血液循環預防動脈硬化
- ☑ 調整自律神經的平衡

等

不推薦劇烈的運動，因為不僅需要毅力，而且還會對身體造成負擔。反而長時間堅持做簡單的小運動，對減脂來說更有效。最佳的選擇是任何人都能做到的有氧運動，例如快走等運動，深蹲也會增加肌肉，提高基礎代謝率，只要習慣做這些運動，自然就能養成不易發胖的體質。

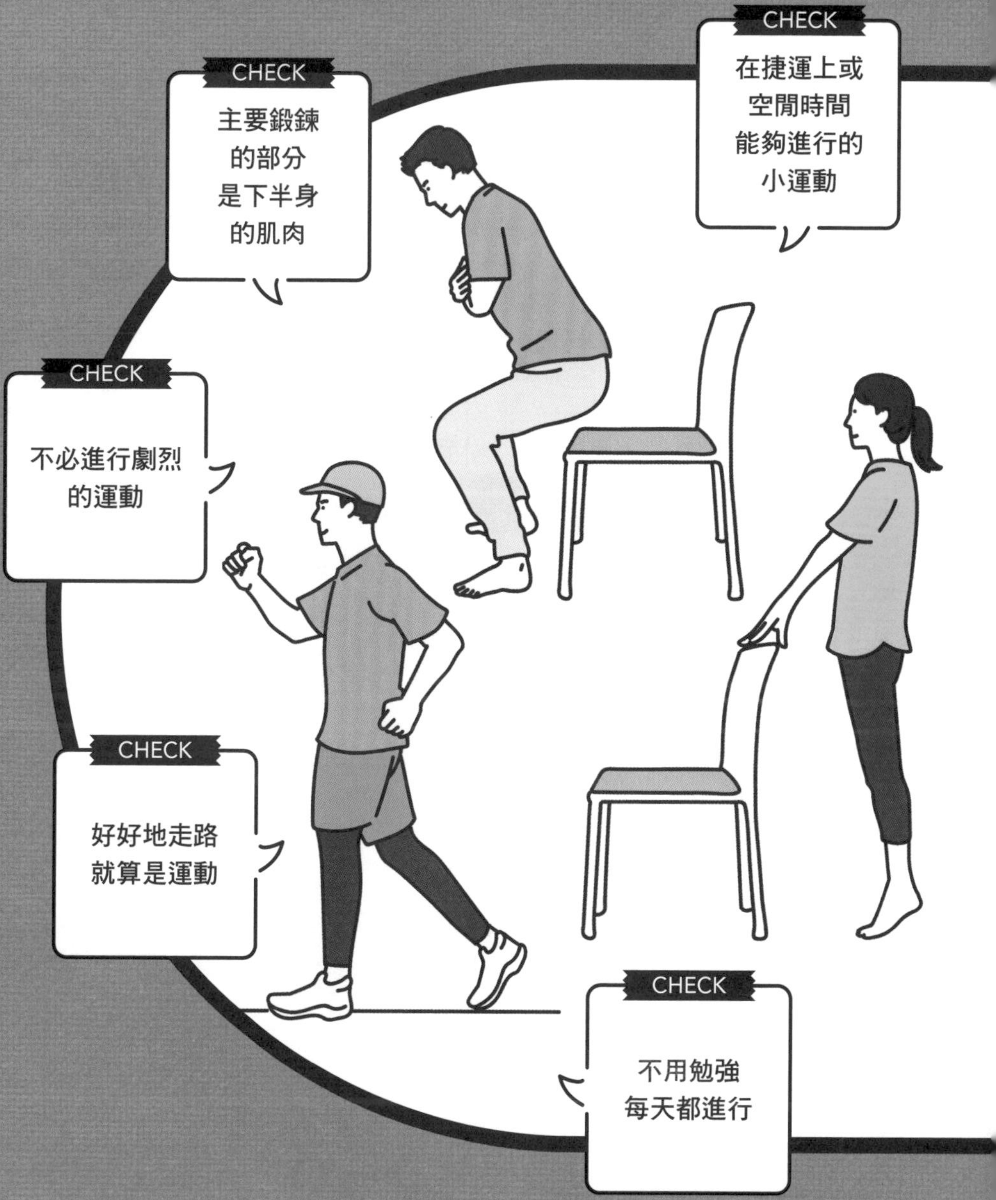
CHECK
在捷運上或
空閒時間
能夠進行的
小運動
CHECK
主要鍛鍊
的部分
是下半身
的肌肉
CHECK
不必進行劇烈
的運動
CHECK
好好地走路
就算是運動
CHECK
不用勉強
每天都進行

« 詳細請參閱 P. 108！

的生活法

**③喝綠茶、④稍微減少醣質的攝取、⑤做一些小運動，
從可以做到的部分開始。**

工作日1天行程安排例

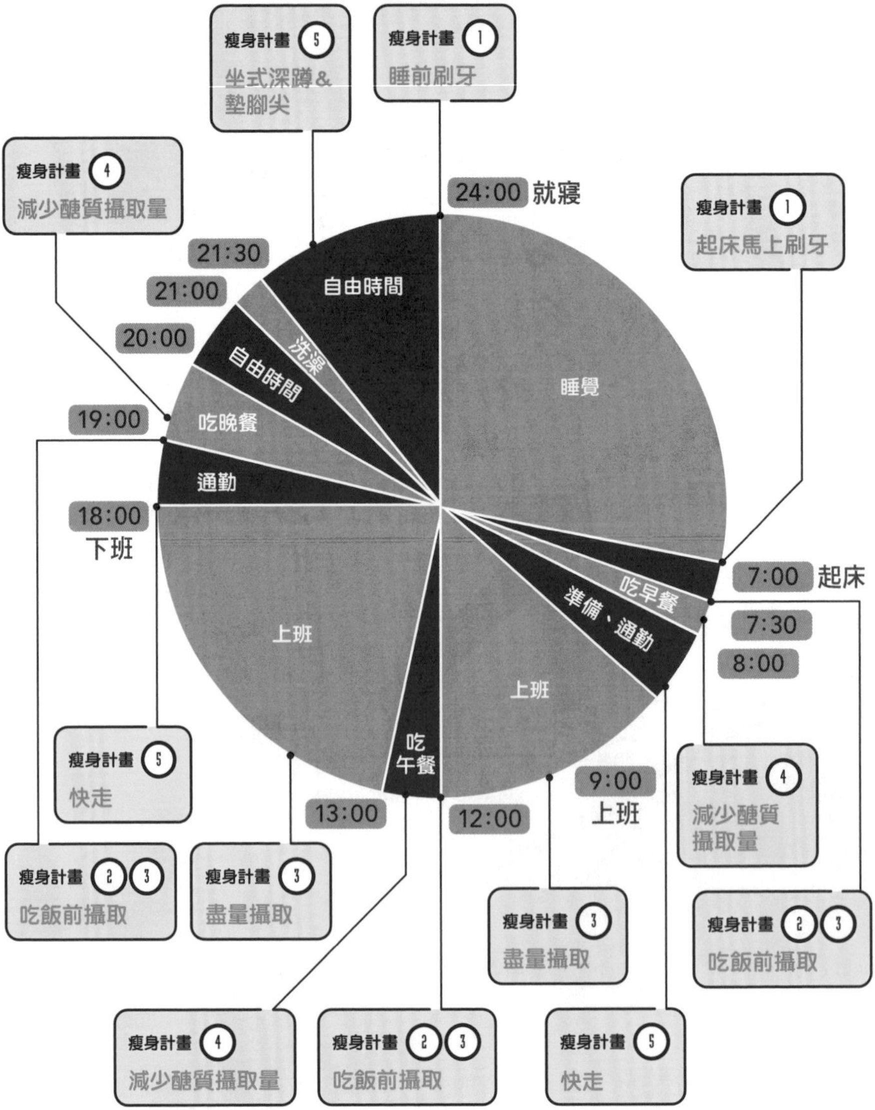

先實施7天！

1週養成易瘦體質

以下要介紹是將①刷牙清潔口腔、②攝取高可可含量的巧克力、
這5個瘦身計畫安排到1天行程裡的例子。配合自己的生活習慣，

假日1天行程安排例

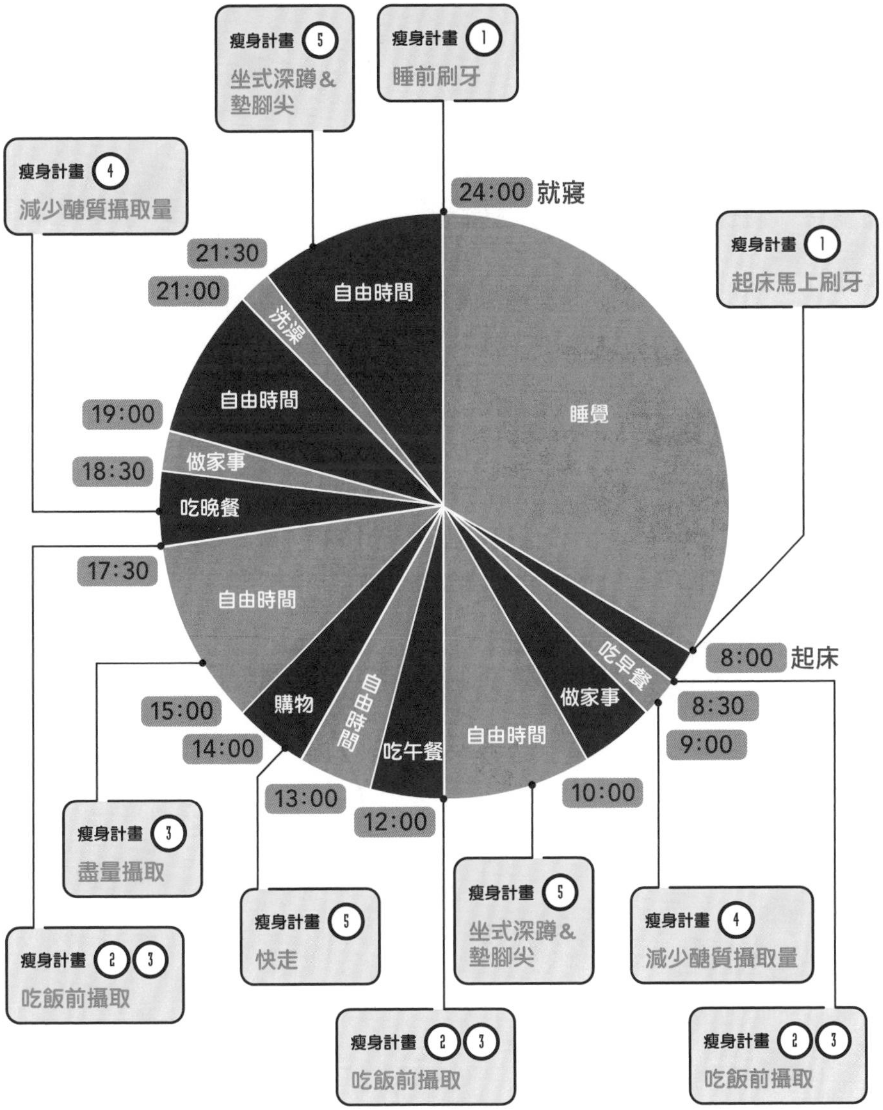

PART 1

來的原因 脂肪肝！

體重總是毫無動靜……
就算試著減肥也瘦不下來……
造成這種情況的原因可能是因為「脂肪肝」
也就是脂肪堆積在肝臟中
要養成易瘦體質，首先最重要的是
減少堆積在肝臟中的脂肪
從而獲得健康的肝臟

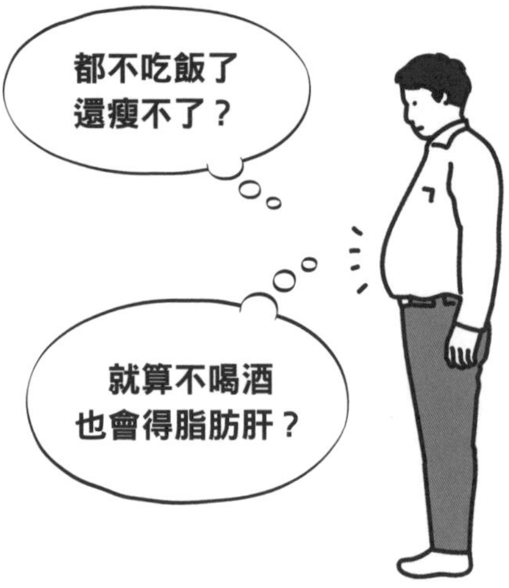
都不吃飯了 還瘦不了？
就算不喝酒 也會得脂肪肝？

內臟脂肪領域名醫傳授的新常識①

瘦不下在於

男性肥胖幾乎都是
因為脂肪肝!?

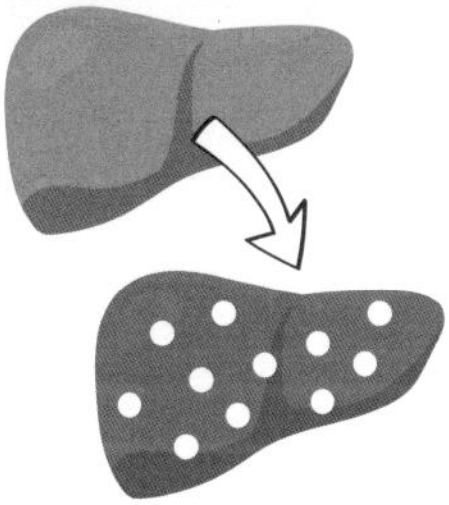

你可能也是其中之一！

日本人每3個人就有1人罹患脂肪肝!?

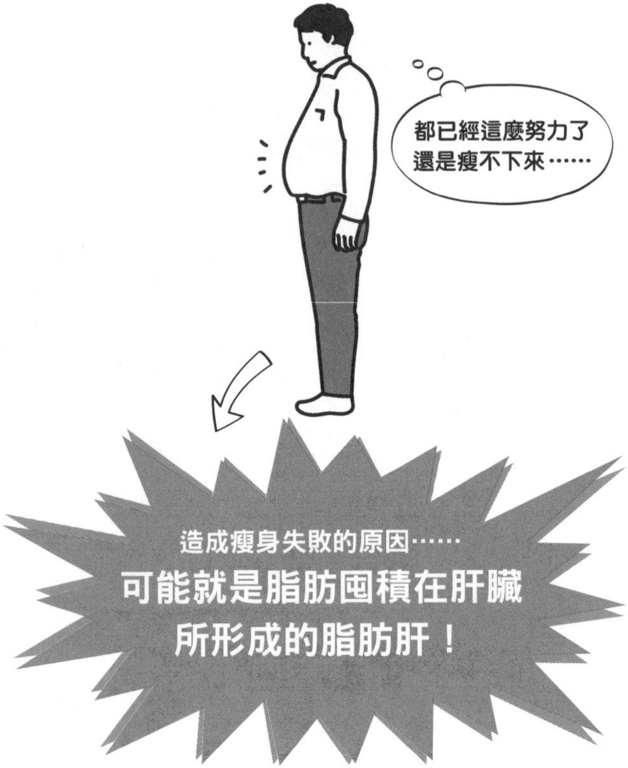
都已經這麼努力了
還是瘦不下來……
造成瘦身失敗的原因……
可能就是脂肪囤積在肝臟
所形成的脂肪肝！

各位是否聽過一種名為「脂肪肝」的疾病呢？脂肪肝是指脂肪堆積在肝臟中，形成像是鵝肝和鴨肝那種充滿脂肪的狀態。

有不少人是在健康檢查或是體檢時知道這個疾病，但應該很少會有人實際感受到脂肪肝帶來的危害。不過，實際上，大約每3位日本人就有1人罹患脂肪肝，據推測，大概有4千萬人有脂肪肝的問題。減肥失敗可能就是因為脂肪肝也說不定。

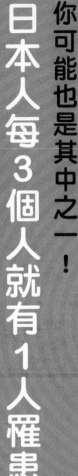

符合3項以上，極有可能罹患脂肪肝！

- □ 腹部突出
- □ 肌肉退化
- □ 沒有運動的習慣
- □ 有時會覺得口乾舌燥
- □ 疏於保養牙齒
- □ 吃飯先吃主食
- □ 每週有5天以上，1天攝取超過2餐的白飯
- □ 1週吃3次以上的麵類
- □ 幾乎每天都吃水果
- □ 喜歡重口味
- □ 經常在10分鐘內解決1餐
- □ 每天飲酒（1天酒精攝取量男性為40克、女性為20克）
- □ 有時晚上睡不好
- □ 有時早上起床後依然覺得很疲憊
- □ 吸菸
- □ 收縮壓超過130mmHg

普遍認為脂肪肝是飲酒過量造成，喜歡喝酒才會有，其實滴酒不沾的人也會罹患脂肪肝。脂肪肝分成2種，一種是飲酒過度造成的脂肪肝，另一種則是「醣質攝取過多」造成的脂肪肝。據說，絕大部分的日本人都屬於後者。

然而，許多人會不自覺攝取過多醣質進而罹患脂肪肝。肝臟功能無法順利發揮作用，即使努力減肥，也無法有效燃燒脂肪。

如果有「怎麼減都瘦不下來……」的困擾，請利用上方檢測表確認身體狀態，只要符合3項以上，就有可能已經罹患脂肪肝。脂肪肝與性別和年齡無關，是相當常見的疾病。

大部分的人都不知道！肝臟究竟是什麼樣的臟器？

肝臟是人體最大內臟器官，重量約體重的2.5%，成人肝臟重量甚至超過1公斤。主要有3個人體不可或缺的重要功能，分別是「代謝營養物質」、「分泌膽汁」及「解毒和分解有害物質」。

首先，肝臟具有轉化食物的營養並進行貯存的作用，這就是所謂的代謝。以醣質為例，葡萄糖在小腸分解後，由肝臟合成為肝糖後貯存。當血液中的葡萄糖不足時，肝醣就會恢復成原本的型態並釋放到血液中。

第二個功能是分泌膽汁，膽汁主要用於促進脂肪和蛋白質的分解。膽汁一般由肝臟分泌，並濃縮、貯存於膽囊。當膽囊因為飲食等刺激而收縮時，膽汁就會流入十二指腸，最終排出體外。

最後一個功能是解毒和分解有害物質，以酒精為例，肝臟可分解酒精內引起噁心、頭痛、心悸的有害物質乙醛，接著肝臟中的酵素，會再進一步將之轉化為無害的乙酸。

肝臟又稱為「沉默的器官」，因為其擁有很強的細胞再生能力，即使生病也很難出現症狀。因此，等出現症狀時表示已經太遲，必須要在早期發現才能有效治癒。要說肝病是從脂肪肝開始的也不為過。因此，請注意不要讓脂肪堆積在肝臟中。

肝臟是人體中最大的臟器

肝臟的3大功能

1 代謝營養物質

肝臟具有分解、合成食物中的營養素，將之轉化為體內使用時的型態，或是進行貯存的功能，貯存的營養會因應需求釋放回體內。

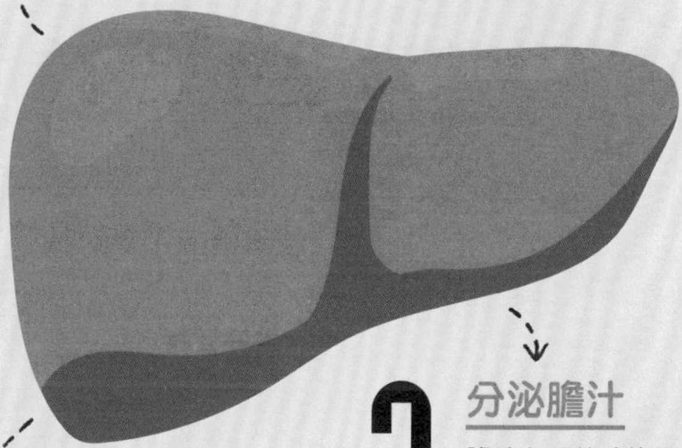

2 分泌膽汁

膽汁主要的功能是促進消化脂肪和蛋白質，以及排出肝臟不需要的物質。膽汁會貯存於膽囊中，在必要時會分泌並送往十二指腸。

3 解毒、分解有害物質

肝臟具有將血液中的有毒物質無毒化的作用，以酒精為例，肝臟會將酒精內的有害物質「乙醛」進行分解，並轉化為「乙酸」排出體內。

肝臟是會代謝食物營養素、分解酒精等的臟器。也就是說，肝臟不健康，就無法瘦身成功！

瘦不下來的原因在這裡

何謂脂肪肝？

何謂造成脂肪肝的三酸甘油脂？

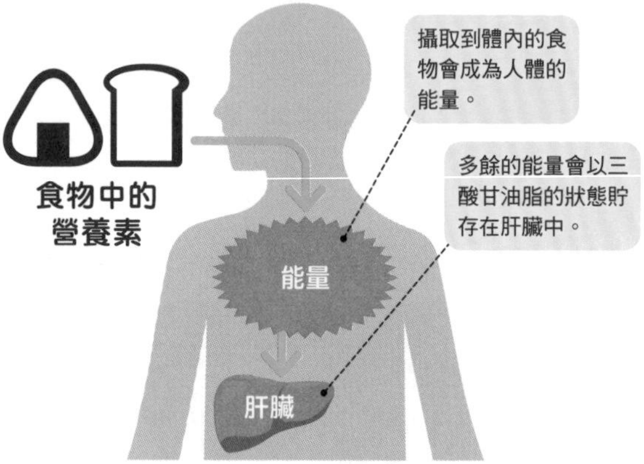

攝取到體內的食物會成為人體的能量。
多餘的能量會以三酸甘油脂的狀態貯存在肝臟中。
食物中的營養素
能量
肝臟

三酸甘油脂的特徵

- 多餘的能量會以三酸甘油脂的狀態貯存在肝臟內
- 體內能量源（葡萄糖）不足時會釋放給人體使用
- 增加過多會造成脂肪肝和動脈硬化

脂肪肝是肝臟堆積過多脂肪的狀態，攝取過多醣質的飲食或是飲酒過量等，都會大幅增加罹患脂肪肝的風險，是一種肝臟的文明病。

附著在肝臟上的脂肪稱為三酸甘油脂，主要功能是成為人體活動時的能量來源。通常貯存在肝臟中，在身體能量來源葡萄糖不足時用以補充。正常的肝臟，三酸甘油酯的占比是3至5%，若長期過著無視身體健康的生活，三酸甘油脂的比例就會愈來愈高。肝臟中堆積

脂肪肝＝三酸甘油脂堆積在肝臟中的狀態

罹患脂肪肝

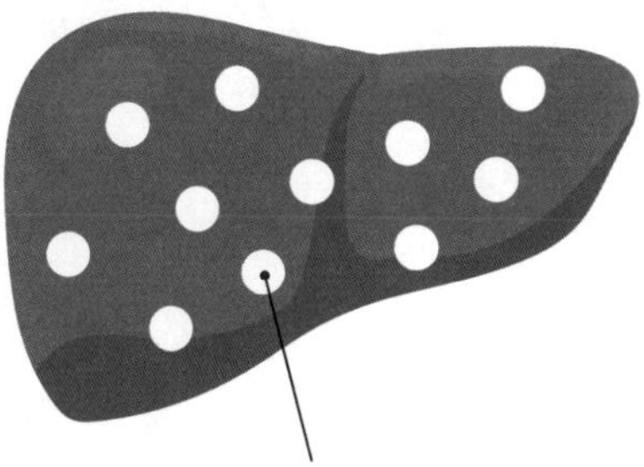

三酸甘油脂比例占**20%以上**

三酸甘油脂超過貯存極限會形成易胖體質

肝臟中的三酸甘油脂占比超過20%，肝細胞會發炎並受損，導致三酸甘油脂流到血液中。流出的三酸甘油脂會貯存成體內的脂肪，進而造成肥胖。

正常的肝臟

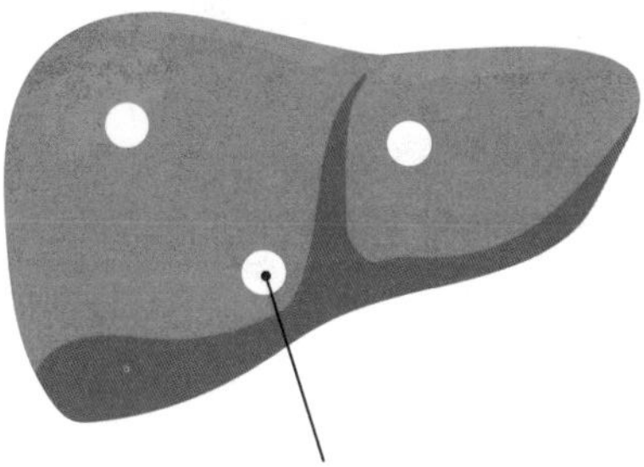

三酸甘油脂介於**3～5%**

順暢轉化貯存營養素

將醣質等營養素轉換成供各器官使用的型態（葡萄糖等），釋放至血液中。剩餘的醣質會以三酸甘油脂的型態貯存於肝臟中。

超過所需分量的三酸甘油脂，比例達到20％以上，就會進入脂肪肝狀態。

罹患脂肪肝後，肝臟細胞中占據比例高達60％以上的「肝細胞」會發炎並受損，導致肝細胞內的三酸甘油脂溢出到血液中，並移動到身體各處。

若長期陷入這種狀態，三酸甘油脂貯存在腹部、雙腳和手臂等部位，進而導致肥胖。情況持續惡化，血液循環開始受阻，罹患高動脈硬化等疾病的風險也會提高。

因此，脂肪堆積在肝臟中，不僅會造成肥胖，還會對健康造成不良影響。減少多餘的三酸甘油脂，改善脂肪肝，不僅能減肥，也可以打造出健康的身體。

幫助瘦身的代謝功能大幅下降!?

解決脂肪肝的問題，就能養成易・瘦・體・質！

肝臟不健康就瘦不了！

罹患脂肪肝	健康的肝臟
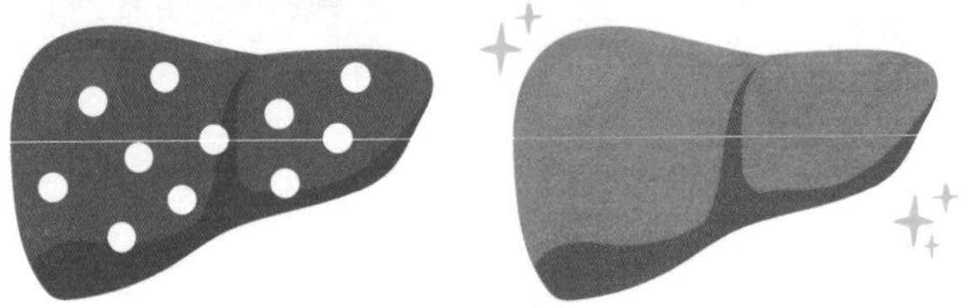	
✕ 造成肥胖的三酸甘油脂會釋放到血液中	○ 多餘的三酸甘油脂不會釋放到體內，而是會貯存在肝臟中
✕ 分解酒精和代謝醣質的功能無法順利運作	○ 確實運行分解酒精和代謝醣質的作用

改善脂肪肝，體質也會跟著改變！

如先前所述，三酸甘油脂堆積在脂肪中會形成脂肪肝，溢出到血液中的三酸甘油脂會以脂肪樣態堆積在體內，然而脂肪肝帶來的問題不僅如此。

肝臟罹患脂肪肝後，肝功能會降低，影響分解酒精和代謝醣質的作用。

此外，穩定血糖的作用也會下降，從而使身體更容易堆積多餘的脂肪。在這種狀態下，無論怎麼減肥，都無法獲得理想的結果。也就是說，如果肝臟不健康，甩肉之路就不可能順利。

脂肪肝沒有症狀！

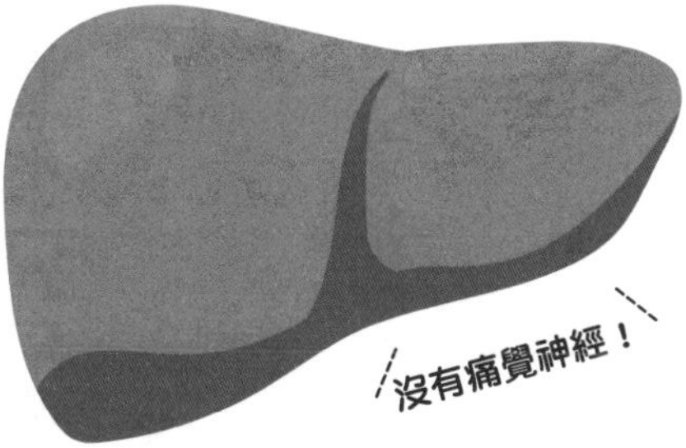

因為沒有症狀
會在毫無察覺的情況下惡化

肝臟沒有感受到痛覺的神經，即便受損也很難發現，在不知不覺間症狀會愈來愈嚴重。

發覺的時候已經來不及!?

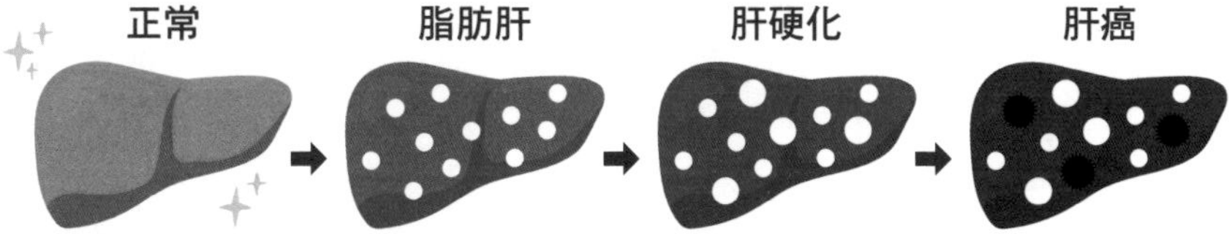

脂肪肝演變到肝硬化的過程中，幾乎毫無症狀，頂多是在肝硬化初期會感到疲倦。等到出現黃疸和腹水等明顯的症狀時，已經到了肝硬化中期以後。

順帶一提，即便肝臟的三酸甘油脂比例超過20％，人體也不會出現讓人引起警覺的症狀。這是脂肪肝的特徵之一，也是可怕之處。肝臟原本就沒有痛覺神經，受損時並不會有明顯的症狀。

由於這一特徵，許多人在沒有發覺自己罹患脂肪肝的情況下進行瘦身，最終以失敗收場。要成功甩肉，就必須消除造成脂肪肝的根源。

如果放任脂肪肝不管，不僅會成為減肥之路的阻礙，還可能會在不知不覺間演變成肝硬化，甚至進一步惡化成肝癌。唯一的解方就是，盡快發現脂肪肝並著手改善病情。

原因並不只是酒精
沒有喝酒也會罹患脂肪肝！

飲酒過量並不是造成脂肪肝的唯一原因，罹患脂肪肝的因素分為兩種，分別是攝取過量的酒精，以及沒有喝酒但攝取過量醣質。

攝取過量的醣質而形成的脂肪肝，稱為「非酒精性脂肪肝病（NAFLD）」，日本人大多是屬於此種。肝臟具有將醣質轉換成必要營養素的功能，不過，若是攝取過多的醣質，多餘的醣質就會以三酸甘油脂的型態貯存在肝臟中，進而罹患脂肪肝。

此外，非酒精性脂肪肝病分為兩種，一種是症狀輕微「非酒精性脂肪肝（NAFL）」，另一種是病情容易加重的「非酒精性脂肪肝炎（NASH）」。

非酒精性脂肪肝炎相當嚴重，放任不管會逐漸惡化成肝硬化、肝癌，醣質攝取過量造成的脂肪肝，有1至2成都是非酒精性脂肪肝炎。

當然，也有人因飲酒過度罹患脂肪肝，雖然結果因人而異，以參考標準來說，連續5年每天喝3合（約540毫升）的日本酒，很可能會罹患酒精性脂肪肝。長期大量飲酒會導致肝功能異常，進而堆積三酸甘油脂。酒精性脂肪肝也分成較好治療的輕症，與名為「酒精性脂肪性肝炎（ASH）」的重症，後者如果不及早治療可能會危及生命。

脂肪肝分為2大類

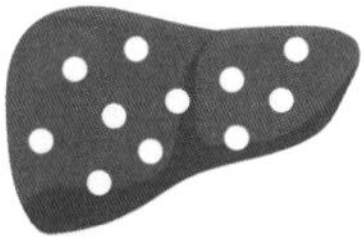

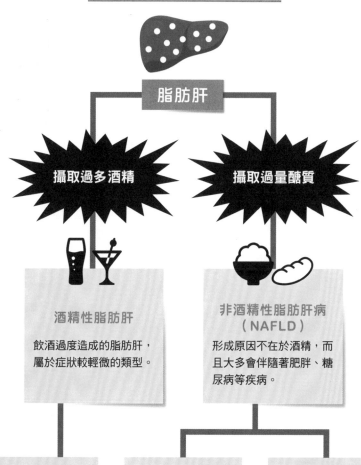

脂肪肝

攝取過多酒精

酒精性脂肪肝

飲酒過度造成的脂肪肝，屬於症狀較輕微的類型。

酒精性脂肪性肝炎（ASH）

可能演變成肝硬化或肝癌，必須及早治療的類型。

攝取過量醣質

非酒精性脂肪肝病（NAFLD）

形成原因不在於酒精，而且大多會伴隨著肥胖、糖尿病等疾病。

非酒精性脂肪肝（NAFL）

因為醣質攝取過多而形成的脂肪肝，症狀輕微較容易治療。

非酒精性脂肪肝炎（NASH）

在罹患非酒精性脂肪肝病的人中，有1到2成屬於重症類型。

不吃飯有關係！過度減肥也會得脂肪肝！

可能會有人覺得，既然攝取過多醣質會罹患脂肪肝，那就不要攝取醣質不就好了嗎？目前已經得知，其實嚴格限制醣質的減肥方式，反而會得到脂肪肝，也就是「低營養性脂肪肝」。

例如，如果每天的飲食幾乎完全不攝取醣質，那作為能源貯存在肝臟中的三酸甘油脂會大幅減少。平時少吃一點也能活動，是因為體內的三酸甘油脂彌補了不足的能量。

換句話說，三酸甘油脂是體內重要的應急能源，當三酸甘油脂不足時，人體會誤以為自己處於飢餓狀態，為了保護身體，將體內的三酸甘油脂送到肝臟，最後導致所有的脂肪都囤積在肝臟中，進而形成脂肪肝。

最近的研究還顯示，缺乏蛋白質會導致賀爾蒙失調，使身體代謝營養素的功能下降，養成容易堆積脂肪的體質。目前尚未完全理解箇中原由，但極端的飲食控制，必定會成為罹患脂肪肝的原因。

要改善脂肪肝，成功瘦身，就必須攝取均衡的飲食，關於適當的飲食法，可參考80至91頁詳細的說明。總之，過度地減少醣質和飲食的份量，反而會損害健康。

過度減肥會形成「低營養性脂肪肝」

沒有攝取足夠的必要營養素

過度的飲食控制，會導致人體缺乏所需的營養，造成營養失調。尤其是蛋白質、醣質不足時，體內的各種功能就會出現紊亂。

↓

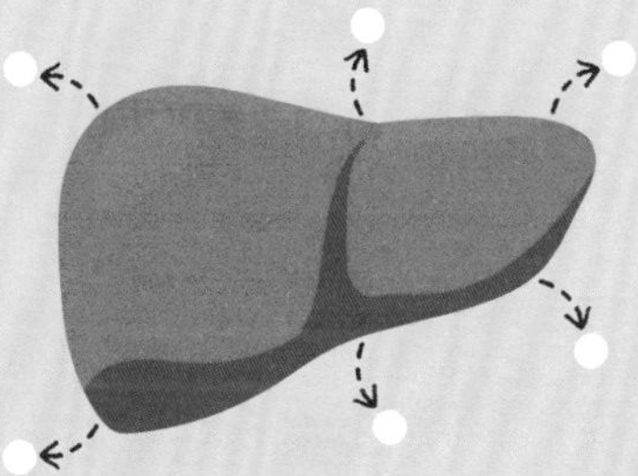

身體會覺得自己處於飢餓狀態

缺乏醣質時，貯存在肝臟中的三酸甘油脂會大量減少，身體活動所需的儲備能量也會消失。另外，如果長期處於低蛋白質的狀態，會導致賀爾蒙失調，同時影響代謝功能。

↓

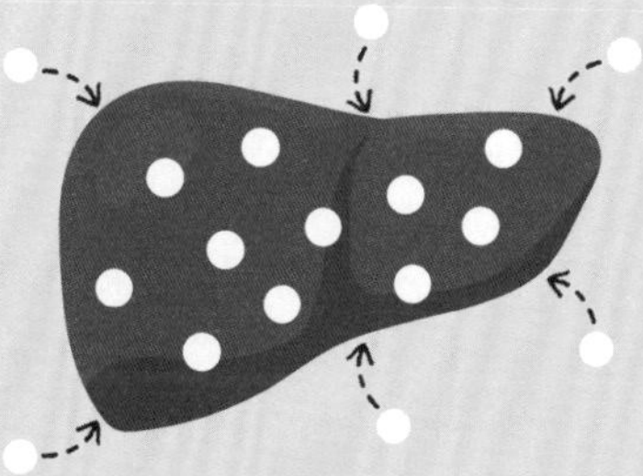

囤積三酸甘油脂形成脂肪肝

缺乏能量時，身體會誤以為是處於飢餓狀態，為了補充肝臟裡作為能量源的三酸甘油脂，會將體內的三酸甘油脂送往肝臟。結果導致脂肪囤積在肝臟，進而形成脂肪肝。

缺乏營養也會罹患脂肪肝！

利用數據來確認！

「檢查肝功能」就能知道是否有脂肪肝

檢測肝臟中與代謝蛋白質有關的3種酵素，可以輕鬆得知肝臟是否有罹患脂肪肝的可能。

兩者超過16U／L就有可能罹患脂肪肝！

ALT（GPT）

【正常值】10～30U／L

【理想值】5～16U／L

用於製造胺基酸的酵素，醣質一旦攝取過多，這個數值就會率先升高。肝細胞遭到破壞，會釋放ALT到血液中。因此ALT數值升高，就代表有可能罹患脂肪肝。

AST（GOT）

【正常值】10～30U／L

【理想值】5～16U／L

用於製造胺基酸的酵素，可在肝臟和肌肉中大量檢測到AST。不只是肝臟，肌肉遭到破壞時，AST也會上升。因此透過比較AST和ALT的數值，可判斷是否罹患脂肪肝。

＋

也要留意這個數值！

γ-GTP

【標準值】男性：10～50U／L　女性：10～30U／L

肝臟或膽道出現異常時，γ-GTP會上升。一般拿來當作酒精性脂肪肝的標準，但其實醣質攝取過多和壓力過大，更容易使γ-GTP升高。

脂肪肝沒有任何症狀！

AST和ALT的數值因為脂肪肝升高時的構造

正常的肝臟　　**罹患脂肪肝的肝臟**

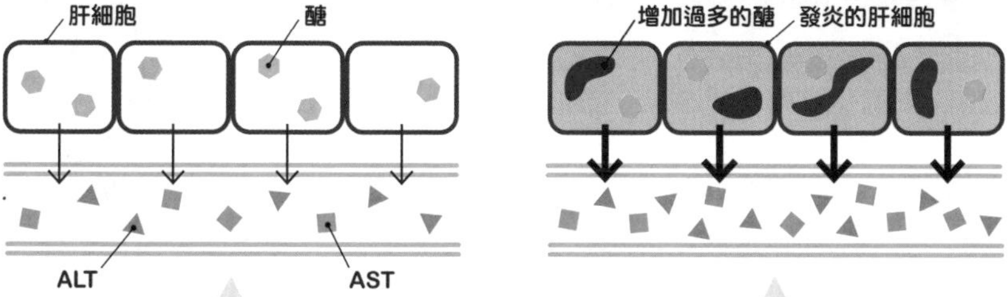

正常情況下，血液中還是會有一定量的ALT和AST，只要在標準值內就沒問題。

肝細胞因為發炎受損，使ALT和AST滲入血液，導致ALT或兩者的數值超標。

比較數值即能知道的風險

ALT和AST兩者數值超過16U／L時 ➡ 極有可能罹患脂肪肝

再加上

⬇

ALT大於AST時 ➡ 極有可能罹患非酒精性脂肪肝

ALT小於AST加上高γ-GTP時 ➡ 極有可能罹患酒精性脂肪肝

BMI25以上極大可能罹患脂肪肝

準確率幾乎100%!?

除了檢查肝功能數值，還有其他檢測脂肪肝的標準，也就是國際通用的成人肥胖標準「BMI（身體質量指數）」，是利用體重和身高列出的簡易算式。

根據WHO（世界衛生組織）國際標準，BMI25以上為過重，30以上為肥胖。不過肥胖的判定標準因國家而異，以台灣的國民健康署定義，小於18・5為「過輕」，滿18・5不及24為「健康體重」，滿24不及27為「過重」，27以上

男性中肥胖的人基本上100%都有脂肪肝!?

男性 容易囤積的脂肪	女性 容易囤積的脂肪
＝	＝
內臟脂肪	**皮下脂肪**
容易堆積在男性體內的脂肪，一旦增加，就會形成蘋果型體型。內臟脂肪也會囤積在肝細胞中，所以是一種相當危險的脂肪。	容易堆積在女性體內的脂肪，而且會囤積在皮下組織中。從外表就能看見這些脂肪，但不會對內臟造成影響，危險度較低。

⬇

內臟脂肪型的肥胖人很有可能連肝臟都已經堆積了脂肪！

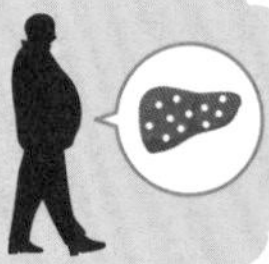

利用身高和體重來確認肥胖程度

BMI的計算方法

BMI＝體重（公斤）÷身高（公尺）÷身高（公尺）

假設是年齡40歲，體重80公斤，身高170公分的人，其BMI為：

80（公斤）÷1.7（公尺）÷1.7（公尺）＝27.68

BMI是什麼？
根據體重和身高，計算出表示肥胖度的身體質量指數。40歲、體重80kg、身高170cm，其BMI為27.68＝肥胖（1度）。

BMI的標準

年齡	低體重（瘦）	普通體重	肥胖（1度）	肥胖（2度）
18〜49歲	18.5未滿	18.5〜24.9	25〜29.9	30以上
50〜64歲	20未滿	20〜24.9	25〜29.9	30以上
65歲以上	21.5未滿	21.5〜24.9	25〜29.9	30以上

出處：日本厚生勞動省「日本人の食事摂取基準（2020年版）」

則為「肥胖」。依照肥胖程度進一步分為「輕度」、「中度」和「重度」。

脂肪肝是指肝臟中三酸甘油脂過多的狀態，**BMI 27以上很有可能罹患脂肪肝，尤其男性幾乎都有脂肪肝**。

由此可知，BMI可以當作判斷是否罹患脂肪肝的標準，利用BMI計算理想體重時，要將標準設定為23以下。

不過，每個人的肌肉和脂肪量不同，所以算出來的體重不能說是絕對正確的數字。如果ALT在16U／L以下，代表肝臟沒有囤積過多的脂肪，因此，當**ALT在16U／L以下時測量出的體重，可以視為理想體重**。

因脂肪類型而異！

適合自己的打開瘦身開關方法

要想成功瘦身，就必須減少體脂肪的根源三酸甘油脂，其實這是有訣竅的，只要掌握訣竅，就能夠輕鬆瘦下來。所以訣竅是什麼呢？就是10到23頁介紹的「瘦身計畫」。在執行「瘦身計畫」的過程中，身體的「瘦身開關」就會喀噠地打開。首先，就從打開瘦身開關開始。

瘦身開關根據脂肪的類型，打開的時機會有所差異。如先前所述，肥胖分為內臟脂肪型和皮下脂肪型。男性的肥胖較多是內臟脂肪型，BMI25以上的男性，基本上都已經罹患脂肪肝。不過，內臟脂肪的特徵是「比較容易減少」，因此，只要實行1週的瘦身計畫，就能輕鬆地打開瘦身開關，不僅可以甩掉內臟脂肪，還有助於改善脂肪肝。

問題在於，女性的肥胖大多都是皮下脂肪型。皮下脂肪是堆積在皮膚下方的脂肪，不會對內臟造成影響，但特徵是「不容易減少」。換句話說，是難以打開瘦身開關的脂肪類型。因此，長期並確實地進行瘦身計畫，重複進行8組後便能得到更顯著的效果。

這不是什麼特別困難的事情，重點在於養成習慣，即可輕鬆地持之以恆。

根據脂肪的類型
打開瘦身開關的時間會有所差異

腹部的肉是否捏得起來

可以

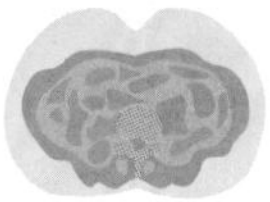

||

皮下脂肪型

常見於女性，其特徵是腹部肉能夠捏得起來。因為是附著在皮膚下方的脂肪，對肝臟不會造成影響，風險相對較低。不過，一旦附著在皮膚下方就很難去除，要多加留意。

⬇

要花一段時間
才能夠打開瘦身開關

皮下脂肪的特徵是不易減除，需要花一段時間才有辦法打開瘦身開關。要打開瘦身開關，至少要持續實施瘦身計畫8個循環以上（2個月以上）。

捏不起來

||

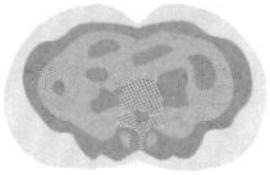

內臟脂肪型

一般常見於男性，特徵是無法用手指捏起腹部的肉。由於脂肪囤積在內臟周圍，有這種類型脂肪的人，罹患脂肪肝的可能性也會提高。相較於皮下脂肪，內臟脂肪較容易去除。

⬇

利用瘦身計畫
打開瘦身開關

內臟脂肪相對容易去除，所以能夠更輕鬆地打開瘦身開關。只要實施1次減肥計畫，瘦身開關就會打開，有助於改善脂肪肝。

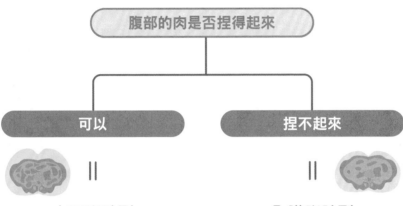

不只是養成易胖體質！脂肪肝放著不管會演變成糖尿病

如果放任脂肪肝不管會怎麼樣呢？罹患肝炎、肝硬化、肝癌等嚴重疾病的風險會增加，其中糖尿病與脂肪肝之間的關係尤其密切，據悉，糖尿病大多都是經由脂肪肝發病。日本厚生勞動省二〇一六年的調查估測，日本的糖尿病患者人數為1千萬人以上，若是將極有可能罹患糖尿病的人計算在內，預計不會少於2千萬人。

首先，如果不治療脂肪肝，肝臟功能就會逐漸下降。肝臟負責代謝包括醣質在內的營養素，隨著代謝功能愈來愈遲鈍，肝臟會失去控制醣質的作用，導致血糖處於不穩定的狀態。如此一來，血糖會慢性地升高，進而引發糖尿病。

相對地，糖尿病也會使脂肪肝的狀態惡化。罹患糖尿病後，不僅血液中的醣質會增加，人體為了降低血糖，胰臟會分泌胰島素。胰島素會將增加過多的醣質送入肝臟，肝臟再將這些醣質轉換為三酸甘油脂，導致肝臟內的脂肪進一步增加。

最後，脂肪肝愈來愈嚴重，無法貯存的三酸甘油脂會以醣質的形式流入血液中，使糖尿病的病情惡化。也就是說，陷入可怕的負循環，人體無法代謝不斷增加的醣質，脂肪也不斷地增加，減肥成為難以實現的夢想。

若不治療脂肪肝 罹患糖尿病的風險會上升

脂肪肝

血管

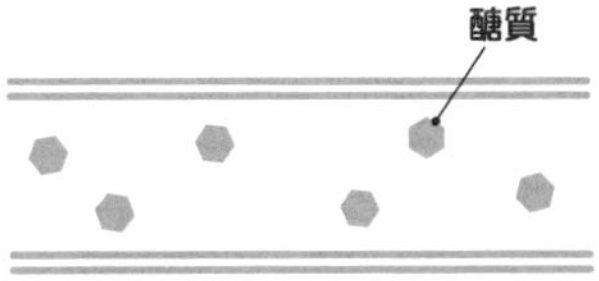

因為糖尿病等原因，血液中的醣質呈現過多的狀態。

→

肝臟

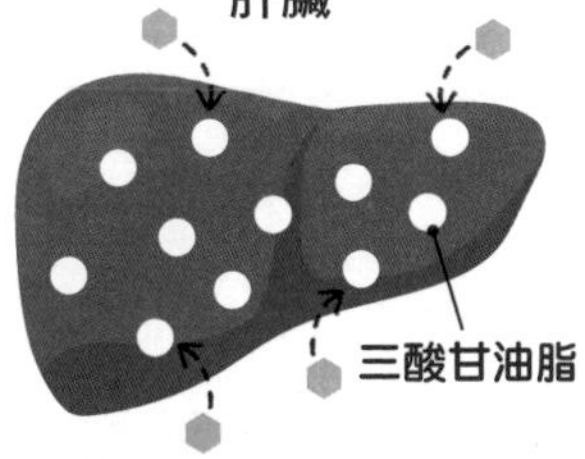

醣質轉換為三酸甘油脂堆積在肝臟中

互相影響

糖尿病

肝臟

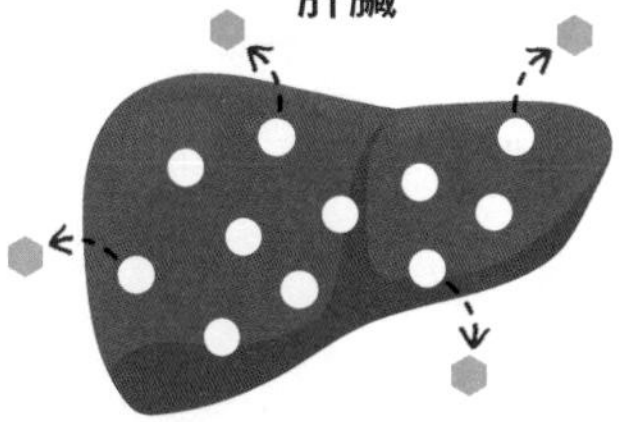

無法貯存的三酸甘油脂以醣質的形式排到血液中。

→

血管

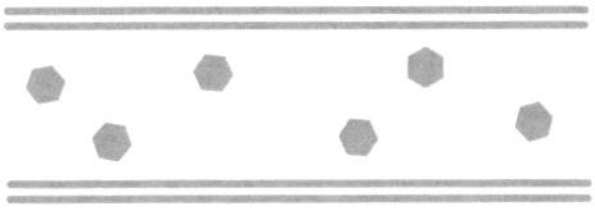

血液中的醣質增加，糖尿病加速惡化。

脂肪肝放著不管不僅無法成功瘦身
還會陷入糖尿病惡化的負循環！

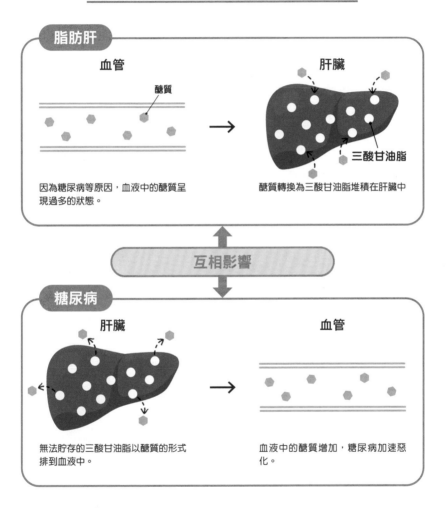

肥胖、生病、體質不好……
威脅性命的萬病根源

脂肪肝是生活習慣病的元凶

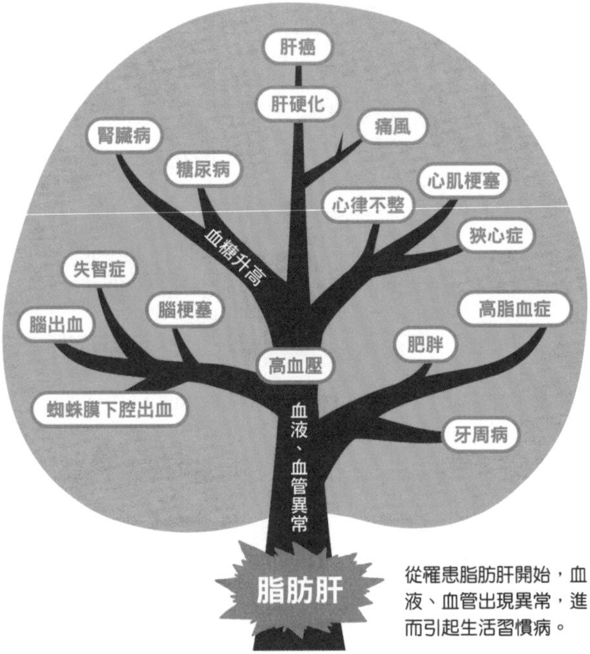

從罹患脂肪肝開始，血液、血管出現異常，進而引起生活習慣病。

治療脂肪肝有助於預防各種生活習慣病，因為大部分的生活習慣病可以說都是「心血管疾病」。

一旦罹患脂肪肝，三酸甘油脂就會從肝臟溢出到血液中，導致血液會因為脂肪和膽固醇變得混濁黏稠。此外，三酸甘油脂會附著在血管壁上，加上血液中增加的醣質會從內部傷害血管，使血管受損，這就是所謂的動脈硬化。如果病情持續惡化，還會引起狹心症或腦梗塞等嚴重的疾病。

失智症也是生活習慣病

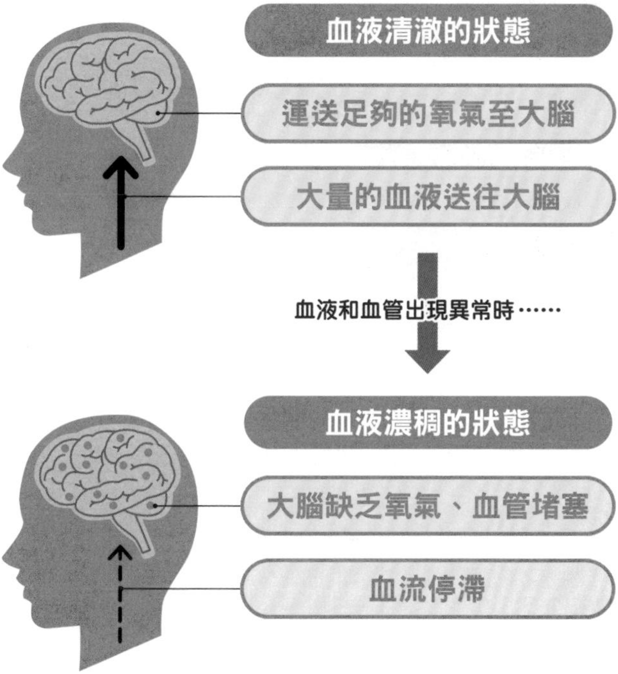
血液清澈的狀態
運送足夠的氧氣至大腦
大量的血液送往大腦
血液和血管出現異常時……
血液濃稠的狀態
大腦缺乏氧氣、血管堵塞
血流停滯

失智症也可以說是一種生活習慣病。近期的研究顯示，阿茲海默型失智症是由於大腦血液循環不順暢，神經細胞遭到破壞所引發的疾病。大腦細胞要健康，就必須要有具備營養和氧氣的新鮮血液。然而，血液處於濃稠的狀態下，負責發揮出幫浦作用的血管會受傷、硬化，導致無法運送足夠的血液到位於身體頂端的大腦。大腦缺血的結果就是腦神經細胞受損，引發失智症。

除此之外，包括糖尿病、高血壓，腎臟病、痛風、牙周病等，也是由血管引起的生活習慣病。脂肪肝是造成心血管疾病的原因之一，可以說這些疾病都與脂肪肝有關。

PART 2

不刷牙不會瘦！

口腔狀態和身體之間的關係其實相當密切
之所以沒有如想像般地瘦身成功
可能是因為沒有確實刷牙
如果想要順利減肥
就要養成新的刷牙習慣
改善口腔環境

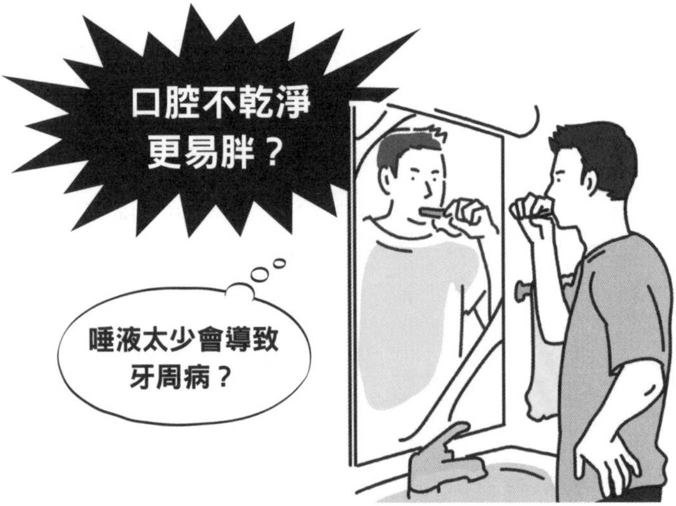
口腔不乾淨
更易胖？
唾液太少會導致
牙周病？

就

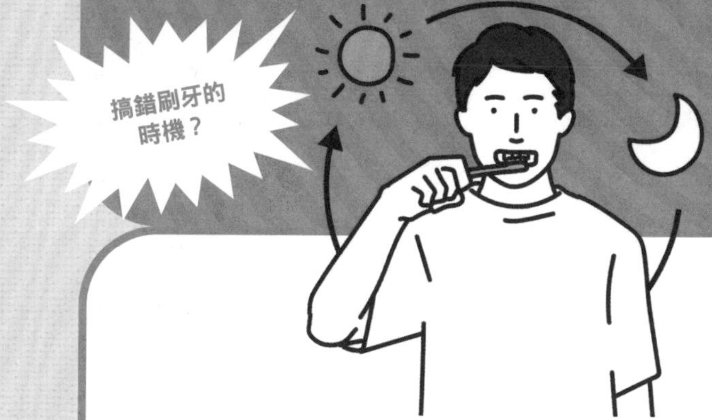

比飲食和運動還重要！口腔不清理乾淨就瘦不下來!?

口腔的細菌會對身體帶來不好的影響

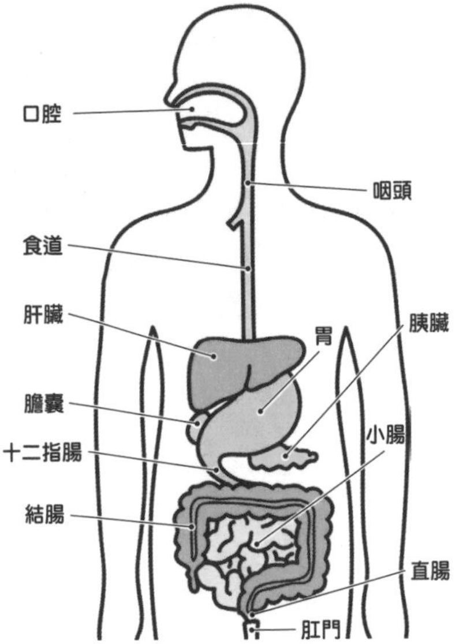

口腔與消化道相連，有害的口腔細菌被運送至腸道後，會破壞腸道細菌的平衡，對身體產生負面影響，導致身體代謝下降，進而減肥失敗。

食物經由消化道消化、吸收和排泄，過程的第一階段是通往身體的入口，也就是口腔，口腔是很容易受到外界異物入侵的部位。正因為如此，保持口腔的清潔，也有利於健康。

口腔內棲息著數百、數千億個細菌，與腸道相同，其中既有好菌也有壞菌。近期的研究顯示，口腔內的壞菌會與食物、唾液一起運送到腸道，並對腸道環境產生不好的影響。受到壞菌影響，腸道細菌會失去平衡，使人容易便秘，身

口腔疾病、牙周病是瘦身失敗的原因

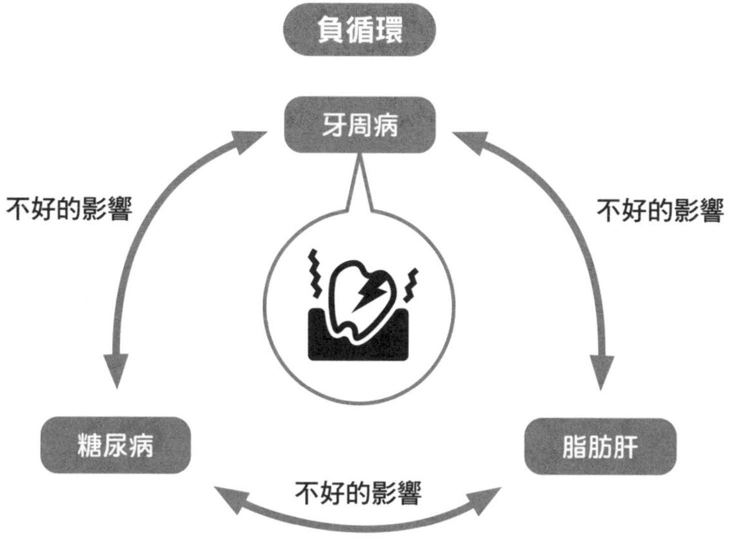

牙周病菌產生的發炎前期細胞素會阻礙胰島素的作用，導致血糖上升，肝臟中的三酸甘油脂增加，脂肪肝進一步惡化。也就是說，如果不治療牙周病，胰島素就無法正常發揮作用，當然也不可能順利瘦身。

體代謝能力也會下降。代謝變差，脂肪也不會燃燒，從而形成易胖體質。

此外，牙周病與脂肪肝和糖尿病密切相關。脂肪肝與糖尿病是負循環關係（44頁），有些案例的負循環還多了牙周病。牙周病引起的發炎，會產生名為「發炎前期細胞素」的物質。此物質會妨礙胰島素的作用，使血液中充滿醣質，導致血糖上升。血糖上升，脂肪肝也會惡化。如果罹患糖尿病，牙齦的微血管會變得脆弱，導致牙周病病情加重……陷入負循環的狀態。

不只是瘦身失敗的人，治療脂肪肝和糖尿病不見好轉的人，也應該懷疑是不是牙周病在作祟。

將牙齒刷乾淨！

有助瘦身的刷牙方式

若不想增加口腔內的壞菌，第一步就是仔細刷牙，保持口腔清潔。為了去除附著在牙齒上的牙菌斑（細菌聚集的團塊），必須記住正確的刷牙方法。

牙刷的位置

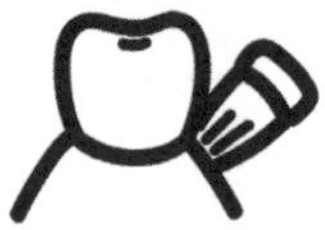

牙刷以45度角傾斜在牙齒和牙齦的交界處。

手持牙刷的方式

跟拿鉛筆相同的方式輕輕握住。

前面的牙齒和臼齒的外側

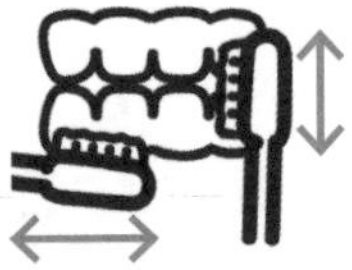

刷牙齒和牙齦之間的交界處，側面等角度縱向刷會更好刷。

前齒的內側

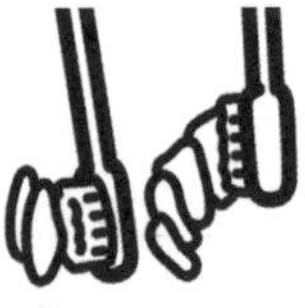

縱向移動牙刷，刷牙齒的表面和牙齒與牙齒的中間。

臼齒的內側

在刷最裡面的牙齒時，用牙刷前端小幅度地刷。

咬合面

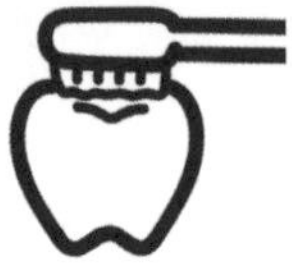

刷的時候，牙刷毛要與牙齒的凹洞垂直。

想要瘦？先確實

瘦身新常識！起床後與睡前刷牙

起床後馬上刷牙

防止睡覺時堆積的牙周病菌等細菌掉落並進入體內。

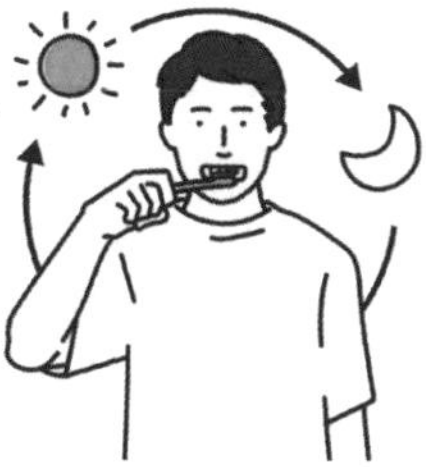

睡前刷牙

清除食物殘渣，防止睡覺時牙周病菌等細菌增加。

以早上為例……

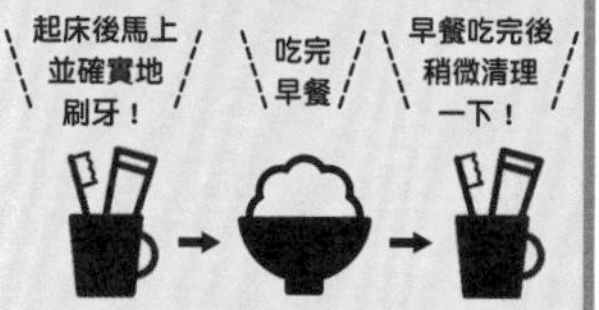
起床後馬上並確實地刷牙！
吃完早餐
早餐吃完後稍微清理一下！

過度刷牙會傷害牙齒，飯後刷牙的部分，只要早、晚飯後稍微刷一下即可。此外，吃完飯後馬上刷牙可能會導致牙齒損傷，最好是在吃完飯30分鐘後再刷牙。

作為肥胖原因之一的牙周病菌，會趁我們睡覺時，加快繁殖的速度，如果早上不刷牙直接吃飯，牙周病菌就會跟著食物一起進入體內。為了成功瘦身和健康著想，起床後和睡前一定要仔細地刷牙。

與牙刷一起使用

牙菌斑堆積在牙齒和牙齒之間，以及牙齒和牙齦的交界處，只用牙刷無法完全去除，建議搭配牙間刷一起使用。

牙間刷

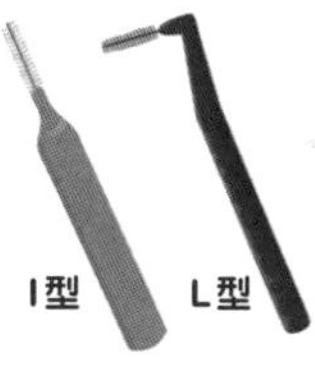
I型
L型

刷牙時，I型用於輔助清理前牙，L型則是臼齒。若把I型稍微彎曲，也可以用於臼齒。

牙線

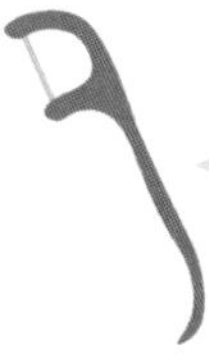

牙線可以深入牙齒與牙齒之間的縫隙，清除牙刷無法觸及的牙菌斑。

單束刷

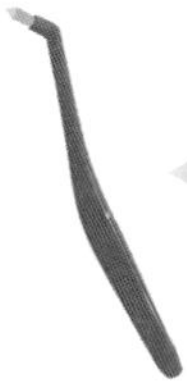

刷頭小，便於清潔牙齒不整齊的地方和臼齒後方。

和牙膏的選擇方法

推薦的牙刷

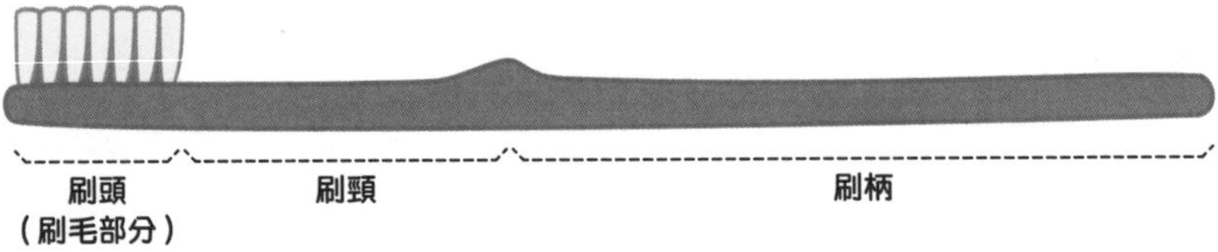

- 刷頭部分較小
- 刷毛筆直、軟硬度適中
- 握柄筆直

牙刷建議使用
1個月更換1次

從刷頭背面看，如果刷毛炸到超出刷頭，就代表到了該更換的時候。如果不到1個月刷毛就已經爆開，則代表刷牙時力道過大。

選擇牙刷的重點有3個，1是刷頭小，可刷到邊角；2是刷毛平直，軟硬度適中；3是握柄要筆直，便於操作。基本上牙刷的形狀愈簡單愈好刷，推薦使用設計簡單樸實的牙刷。

牙膏的部分，建議選用成分符合目的產品。在預防牙周病方面，重點在於去除牙菌斑，因此不太需要藥用成分。另外，容易發泡且味道濃郁的產品，清新的感覺會讓人誤以為有刷乾淨，所以請盡量使用不容易發泡、沒有明顯味道的產品，仔細地將牙菌斑清洗乾淨。最好的選擇是含氟量多，預防蛀牙效果佳的產品。此外，研磨劑可能會傷害牙齒，所以要多加留意刷牙的力道。

效果更顯著！牙刷

牙膏的主要成分

基本成分

研磨劑	磷酸氫鈣、氫氧化鋁、二氧化矽、碳酸鈣等
保濕劑	甘油、山梨糖醇等
發泡劑	十二烷基硫酸鈉等
芳香劑	糖精鈉鹽、木糖醇、薄荷醇、薄荷等

藥用成分

預防蛀牙	氟化物
防止牙菌斑形成	聚葡糖酶
壓制牙菌斑裡的細菌	氯己定、西吡氯銨 、二氯苯氧氯酚
對生物薄膜進行滲透、殺菌	纖花醇
抗發炎、抗敏感	甘草次酸及其鹽類
抗發炎、促進組織修復	溶菌酶
預防牙結石	多磷酸鈉、焦磷酸鈉、檸檬酸鋅
敏感性牙齒	乳酸鋁、硝酸鉀、氯化鍶

只是刷牙可不行！沒有刷舌頭等於沒意義

先前已經提過，口腔中棲息著許多細菌，不過細菌最容易繁殖的地方其實是舌頭上面。那為什麼細菌會在舌頭上繁殖呢？

舌頭表面有凹凹凸凸像是地毯的構造，食物殘渣經常會附著在這些凹凸不平的地方，而且舌頭表面面積大，所以會沾附大量的食物殘渣。細菌就在這些由食物殘渣、唾液成分，以及微生物等構成的環境上進行繁殖。於是，舌頭表面會覆蓋一層繁殖的細菌等，堆積而成的白色苔蘚狀物質，這就是所謂的「舌苔」。

因為是細菌等組成的集合體，舌苔也是引起口臭的原因之一，相當麻煩。儘管如此，只要清理舌頭，就能夠相對容易地去除舌苔。因此，這裡想要推薦大家「舌苔刷」。

舌苔刷的重點是，使用專用的舌刷，刷毛柔軟，形狀貼合舌頭表面，能夠有效清除舌苔。舌苔刷有各種不同的類型，例如刷子型、鏟子型等，請選擇並使用適合自己的舌苔刷。

接下來是刷舌苔的方法，步驟相當簡單，舌頭中央刷10次、左右各10次、由上往下不施力刷1次。1天只需要刷1次。不僅是預防牙周病，擔心口臭的人，也務必嘗試1天刷1次舌苔。

正確的刷舌頭方法

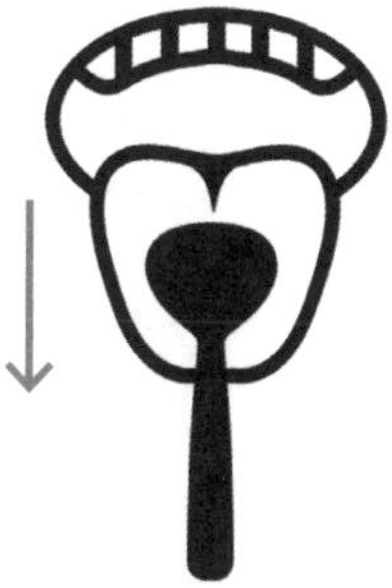

從舌頭上方往下，
朝同一方向刷

刷舌頭的重點

- 1天1次即可
- 使用刷舌頭專用的牙刷
- 舌頭的中央刷10次，左右各刷10次，像是撫摸一樣放輕力道

不僅是牙周病，刷舌頭也可以預防口臭。要注意用力過度會使舌頭受損，要盡量溫柔地刷，1天只要刷1次即可。

選擇適合自己的類型

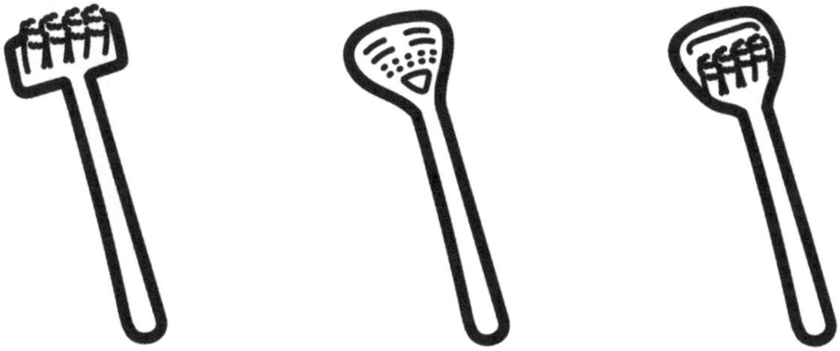

刷子型　鏟子型　綜合型

※使用方法因商品而異

不可以用牙刷大力刷！

用牙刷大力刷舌頭，會傷害舌頭表面的突起和感知味道的味蕾，味蕾受損會影響味覺，請務必多加留意。

仔細咀嚼可防止口腔乾燥！唾液不足會導致牙周病

唾液的主要作用

防止細菌繁殖	保持口腔的清潔	滋潤口腔保護黏膜
分解醣質	將味道傳遞給味蕾	使食物容易吞嚥
調整自律神經的平衡	保護牙齒的琺瑯質	抑制造成癌症原因的活性氧

唾液大致可分為2種，一種是經常性分泌的「非刺激性唾液」，功能是滋潤口腔、保護黏膜、防止細菌繁殖；另一種是「刺激性唾液」，藉由進食等分泌，功能是與放入口中的食物混和、品嚐味道並使食物更容易吞嚥，同時其中含有的澱粉酶消化酵素會分解醣質，幫助消化吸收，以上都是唾液的基本功能。除此之外，唾液還能為人體帶來許多益處，例如唾液含有名為「乳過氧化酵素」的酵素，據說能夠抑制產生

你的口腔是否乾燥？檢測口乾程度

即便只有1個選項吻合，也要及早處理！

- ☐ 覺得嘴裡黏黏的
- ☐ 苦於口臭
- ☐ 舌苔很多
- ☐ 口齒不清
- ☐ 難以吞嚥乾柴的食物
- ☐ 舌頭覺得刺痛
- ☐ 喉嚨癢
- ☐ 經常嘴破
- ☐ 經常用嘴巴呼吸
- ☐ 口紅沾在牙齒上

只要稍微用點心，就能增加唾液的分泌量！

經常說話

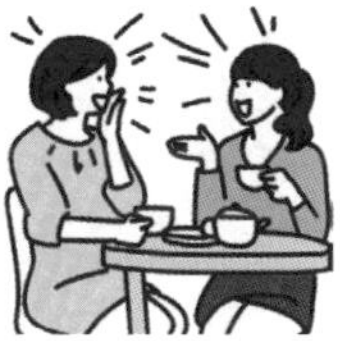

笑口常開

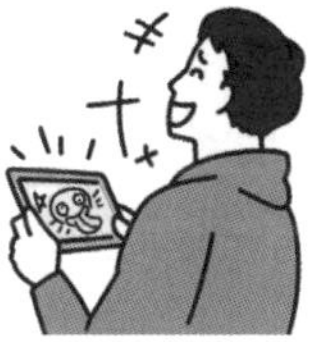

細嚼慢嚥

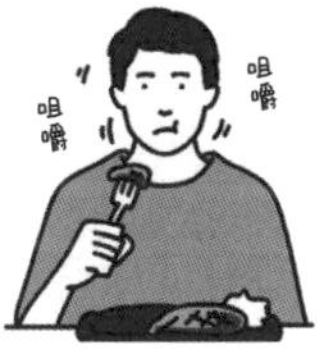

致癌物質的活性氧；唾液分泌量與自律神經也有關係，分泌量充足，有助於穩定自律神經。

健康的成人1天唾液分泌量平均為1至1.5公升，分泌量遠低於這個數值，就會出現「口腔乾燥症（口乾）」，會使口腔中的細菌更容易繁殖，從而導致牙周病、口臭。若是細菌入侵體內，可能會對大腦或身體造成嚴重危害。

增加唾液分泌量其實比想中的還要簡單，最好的辦法就是「細嚼慢嚥」，理想咀嚼次數為1口咬30次、1頓飯咬1500次。還有「多說話」，既可鍛鍊嘴巴周圍的肌肉，也能刺激唾液腺，促進唾液分泌。

全部都有關聯！口腔健康直接關係身體健康

先前已經介紹了牙周病與脂肪肝、糖尿病的關係（50頁）。然而，口腔出現問題，不只是脂肪肝和糖尿病，也會提高罹患各種疾病的風險。如果牙周病菌、蛀牙菌經由牙齦入侵血管，經由血液流到全身……可能包含大腦在內，整個身體都可能會受到不良的影響。

目前有人指出，牙周病與心臟病、中風、失智症等嚴重疾病有關。原本高齡者已經很容易罹患吸入性肺炎，牙周病會讓風險進一步提高。此外，還會增加女性子宮內膜異位症和早產的危險，以及促使動脈硬化。根據報告指出，入侵血管的牙周病菌和蛀牙菌引起的發炎，可能會產生發炎細胞激素，使血管壁變厚，進而引發動脈硬化。

最具代表性的牙周病菌是「牙齦卟啉單胞菌（Pg菌）」，蛀牙菌則是「轉糖鏈球菌群」，兩者都屬於有害病菌。過去人們認為，像Pg菌這類的口腔有害病菌，即便隨著唾液進入身體，最後也會被胃酸消滅。不過，近年來已經得知，除了牙齦外，病菌還可以通過其他路徑，也就是消化道進入體內。在吞下大量Pg菌後，實際上可能有一部分會存活並抵達腸道，因此有害病菌會破壞腸道環境，引發各種疾病。

口腔不適也會影響健康

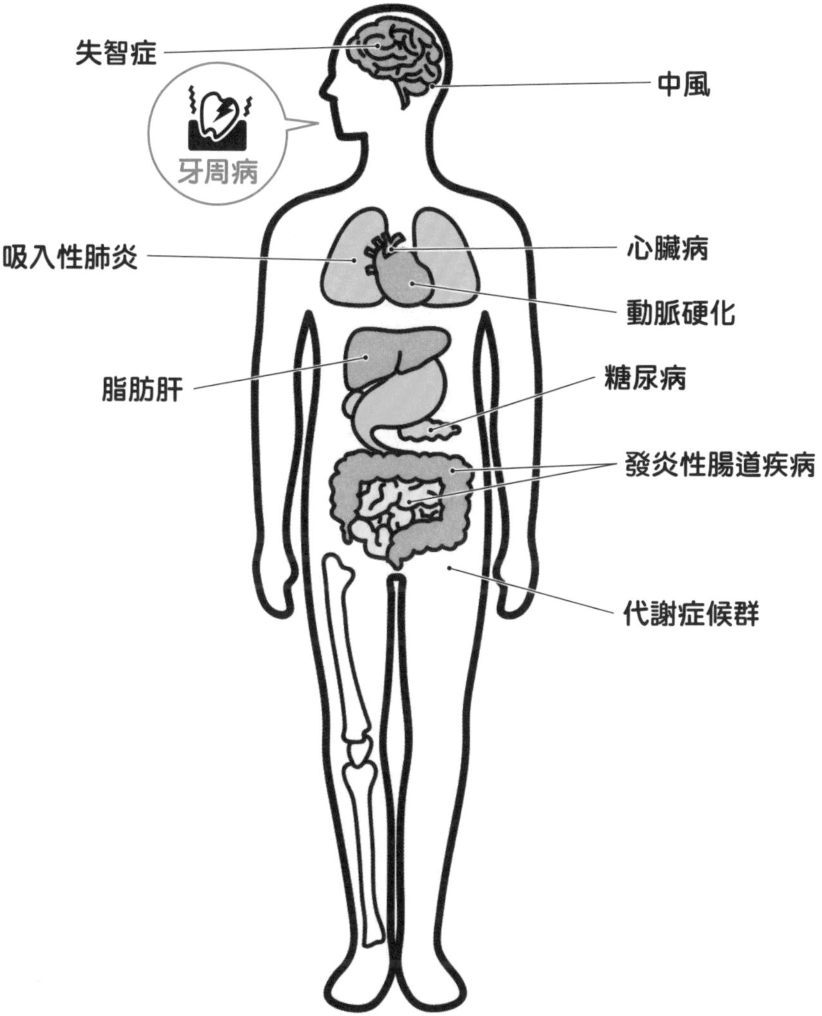

其他還有……
骨質疏鬆症
類風溼性關節炎等

若是女性的情況還有……
子宮內膜異位症
早產　等

兩者缺一不可

利用自我護理與專業護理來完美預防

即便按照正確的刷牙方法每天刷牙，並勤奮地使用牙間刷或牙線，也不可能100%地清除牙菌斑。沒有清理乾淨的牙菌斑會殘留在牙齒之間，一點一點地堆積，最後形成牙結石。

牙結石是牙周病菌等口腔細菌繁殖的溫床，牙結石本身並不會造成太大的危害，但其粗糙的表面，相當適合牙菌斑附著，若是不及時處理，牙菌斑就會逐漸堆積，細菌擴散的範圍也會愈來愈大，導致周圍的牙齦發炎。而且，牙結石就如其名，像石頭一樣的堅硬，難以自行去除，建議在症狀惡化前，到牙科診所請專業的牙醫清除。

定期前往牙科診所報到洗牙，既能夠清除牙結石，同時還可以掌握口腔狀態，方便自我護理；也可以在牙齒上塗氟，有助於防止蛀牙。善用專業護理，就能更確實地預防口腔疾病。

雖說如此，絕對不可疏忽日常的自我護理，這對預防牙周病尤為重要。蛀牙只要磨掉牙齒就能夠治癒，但改善牙周病的唯一方法，是自己堅持不懈地保養，讓口腔環境好轉。要完美預防口腔疾病，自我護理和專業護理缺一不可。結合兩者，才能將罹患牙周病的風險降低到趨近為零。

兩者並行方能預防牙周病！

在家自我護理

除了飯後，
起床和睡前也要刷牙

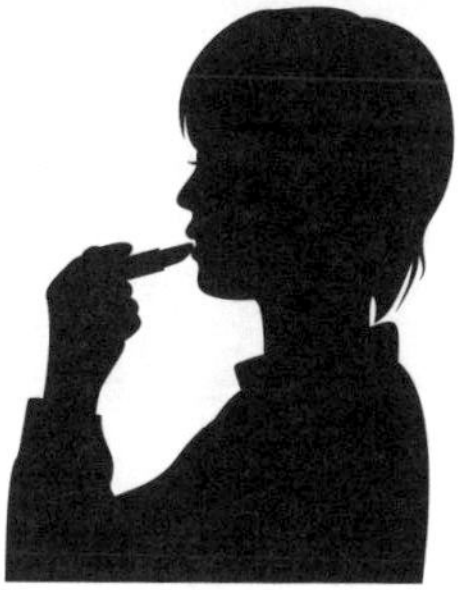

自我護理的重點

- □ 使用牙間刷和牙線
- □ 刷舌頭
- □ 選擇添加氟的牙膏
- □ 藉由「經常咀嚼」、「笑口常開」等方式來促進唾液分泌

等

＋

牙醫的專業護理

建議半年1次以上！

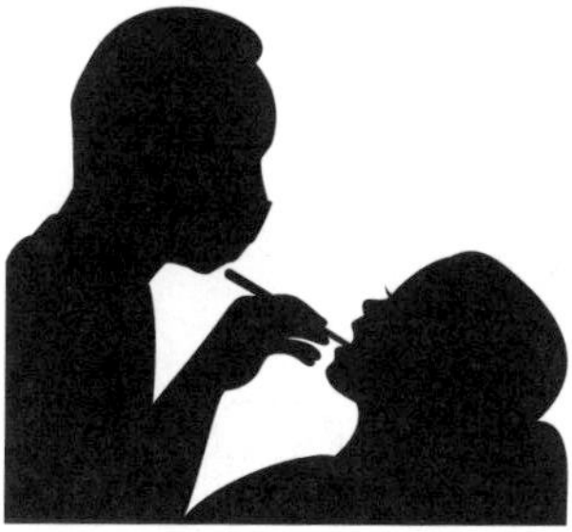

專業護理的重點

- □ 清除牙結石
- □ 洗牙
- □ 塗氟
- □ 教導如何刷牙

等

↓

**養成兩者並行的習慣，
就能讓罹患牙周病的風險趨近為零！**

PART 3

就改變！身飲食法

成功減肥不必過度的忍耐和飲食控制
只要稍微改變平時的飲食
即可將之轉換成瘦身飲食
方法非常簡單
先從做得到的部分做起
就能夠輕鬆地持之以恆

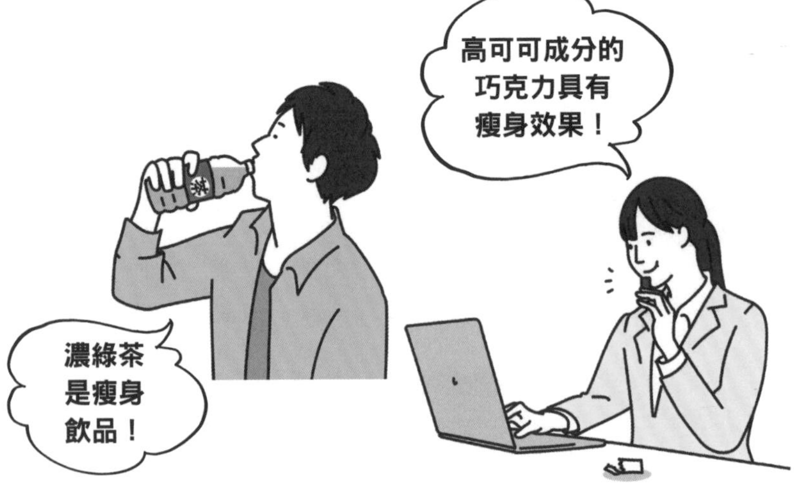

高可可成分的巧克力具有瘦身效果！
濃綠茶是瘦身飲品！

內臟脂肪領域名醫傳授的新常識③

身體轉眼間最強瘦

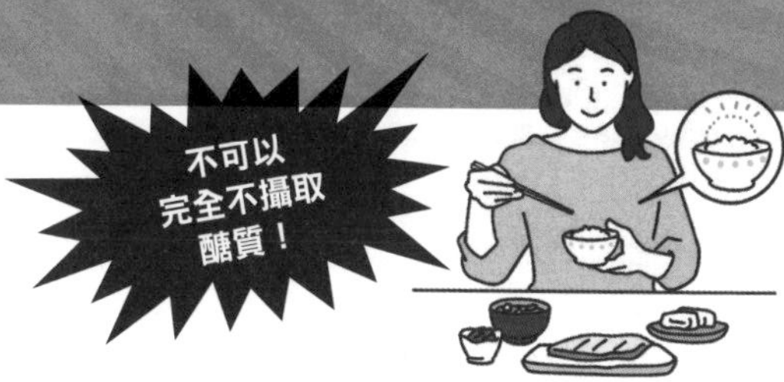

何謂血糖值

血糖值 ＝ **溶在血液中的「葡萄糖」濃度**

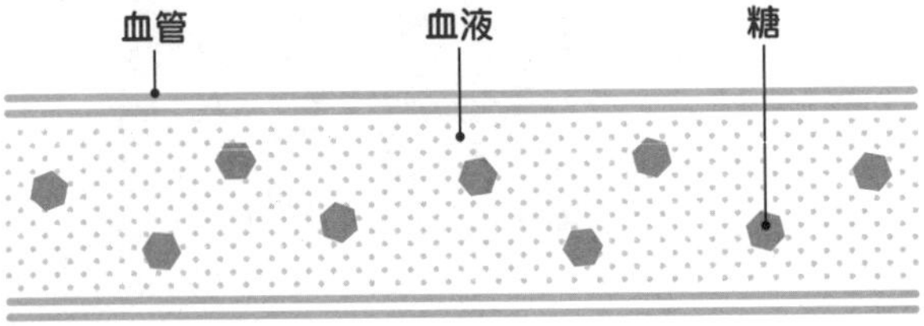

血糖值的高低會產生什麼樣的影響？

血糖是血液中的葡萄糖，是人體重要的能量來源之一。血糖的數值如果一直維持居高不下的狀態，可能會罹患糖尿病；相對的，血糖過低身體也會感到不適，嚴重時甚至會失去意識。

血糖值是指溶在血液中的葡萄糖濃度。在飲食中攝取的糖分，會經由肝臟中的酵素作用，以葡萄糖的型態儲存在體內，並進入血液中。將進入血液中的葡萄糖量以數值來表示，就是所謂的血糖值。通常空腹時的血糖值為70至100mg／dl，若是下降過度，會出現低血糖的症狀，嚴重時可能會對身體產生不好的影響。基本上，攝取糖分後血糖值就會上升，但請注意避免血糖值急遽上升。

血糖上升導致肥胖的原理

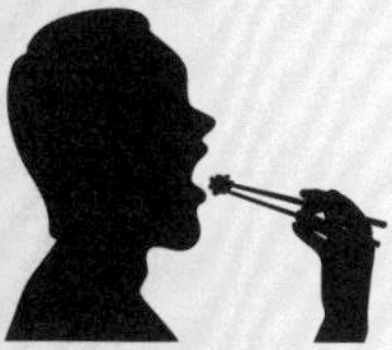

攝取醣質 血糖上升

空腹時攝取高醣質的食物，飯後血液中的葡萄糖量增加，導致血糖一口氣往上升。

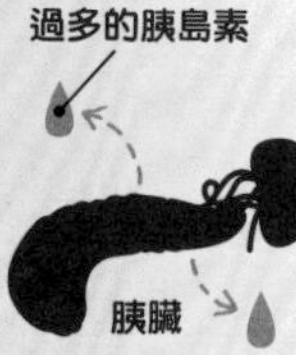

分泌胰島素 降低升高的血糖

血糖急遽上升時，身體為了使血糖下降，胰臟就會分泌出比平時還多的胰島素。

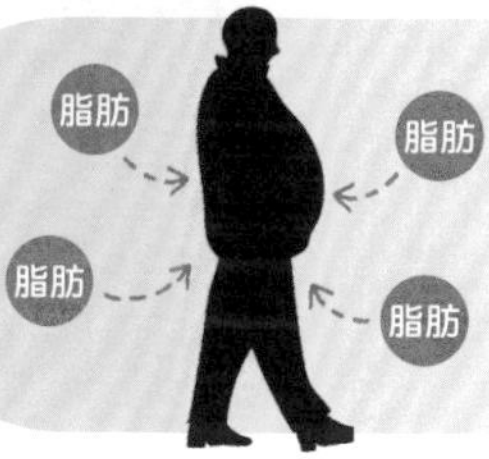

胰島素會 促進脂肪的合成

分泌過多的胰島素，會促使身體合成脂肪。因此，不僅是肝臟，全身上下都會堆積脂肪。

飯後血糖上升時，身體為了控制血糖值，胰臟會分泌「胰島素」。胰島素是一種調節血糖的賀爾蒙，會促使肝臟和肌肉吸收血液中的葡萄糖，讓血糖值下降，在此過程還會將葡萄糖轉化為脂肪，儲存到肝臟中。

空腹時食用含醣量高的食物，會導致血糖急遽上升，胰島素分泌過度。分泌過多的胰島素會加速脂肪的合成，導致脂肪堆積在體內，形成發胖的原因。

如果飯後血糖上升緩慢，胰島素就不會分泌過多。換句話說，為了改善脂肪肝以及順利瘦身，就必須極力避免血糖快速飆升。

吃了會胖是天大的誤會！
高可可含量巧克力有助於減少脂肪

高可可成分的巧克力有助於減少脂肪的原因

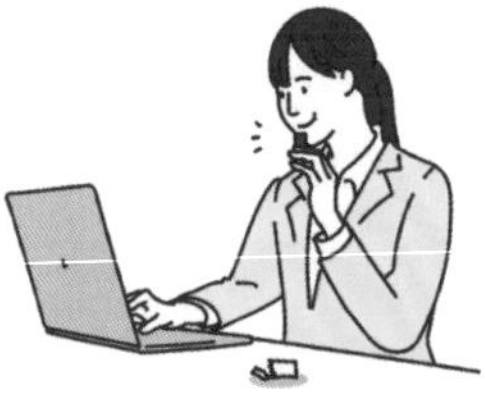

可可多酚
會抑制血糖上升
＋
膳食纖維
減緩醣質的吸收

可可多酚的含量（每100克）

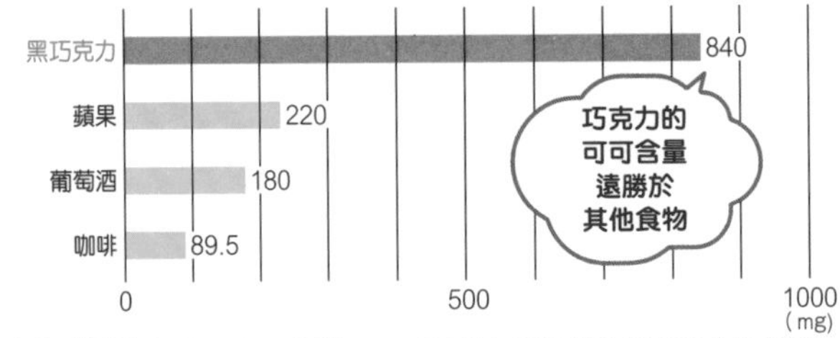

出處：摘錄自Scalbert A and Williamson G.J Nutr. 2000:130: 2073S-85S, 2000.
※參考明治股份有限公司的官網製作

巧克力是一種甜食，一般都覺得吃了會發胖，但其實巧克力會為人體帶來各種健康的效果，是值得推薦的減肥食品。

巧克力的脂肪成分中含有的硬脂酸，具有難以被人體吸收的特性。因此，據說吃巧克力不易導致肥胖。不過，並不是說吃什麼巧克力都可以，要選擇可可含量70%以上的高可可含量巧克力，才可以獲得巧克力帶來的效果。作為巧克力原料的可可含量是關鍵，因為巧克力

高可可含量的巧克力也有助於預防、改善脂肪肝！

脂肪與活性氧結合會使肝功能下降

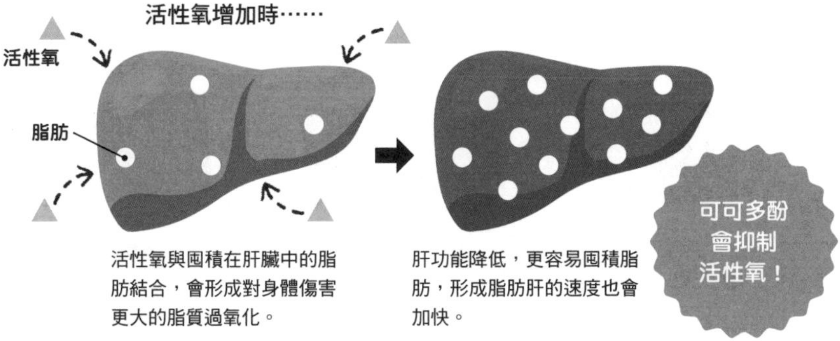
活性氧增加時……
活性氧
脂肪
可可多酚會抑制活性氧！

活性氧與囤積在肝臟中的脂肪結合，會形成對身體傷害更大的脂質過氧化。

肝功能降低，更容易囤積脂肪，形成脂肪肝的速度也會加快。

活性氧是指經由呼吸進入體內的部分氧氣，狀態比平時更加活躍。如果活性氧增加過多，並和肝臟中的脂肪結合，就會導致肝功能下降等多種疾病，而可可多酚具有消滅活性氧的抗氧化作用。

的各種效果和功效，都藏在可可成分中的「可可多酚」裡。

可可多酚的效果之一，即是消滅活性氧（部分氧氣比平時更加活化）。囤積在肝臟中的脂肪與活性氧結合，會降低肝功能，因此消滅活性氧，有助於預防及改善脂肪肝。此外，還有促進胰島素發揮作用的效果，幫助控制血糖，避免血糖急遽上升。

加上可可含有豐富的膳食纖維，能減緩吸收醣質的速度，避免飯後血糖快速上升。也就是說，**高可可含量的巧克力，具有可可多酚和膳食纖維帶來的雙重效果，有助於抑制血糖上升**。

高可可含量巧克力

有效的攝取方法是飯前吃5克

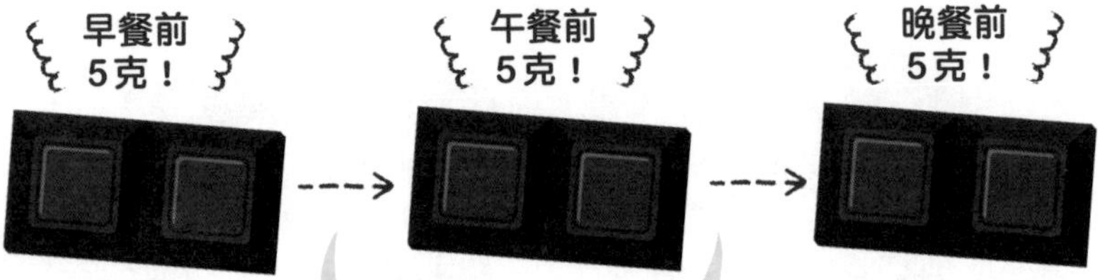

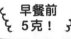

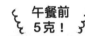

想要增加效果的人，於兩餐之間多攝取5克！ ➡ 1天總共攝取25克會得到顯著的效果！

攝取的重點

選擇高可可含量的巧克力

可可裡含有可可多酚，建議選擇可可含量70%以上的巧克力。

飯前吃防止血糖急速上升

可可含有豐富的膳食纖維，飯前攝取能夠減緩身體吸收醣質的速度。

1天分3到5次攝取

相較於1次直接攝取25克，分別在飯前、兩餐之間攝取效果會更好。

1天的建議攝取量為15～25克

從各種實驗結果得知，每天攝取25克巧克力最為理想。

兩餐之間也攝取

空腹或有壓力時攝取巧克力有助放鬆身心。

1天分3次攝取

一次吃太多沒有用!? 分次吃才有效的原因

可可多酚產生效果的時間表

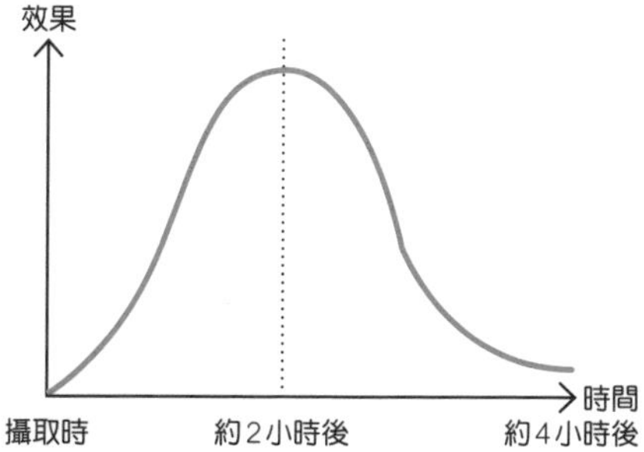

約2個小時後達到顛峰 就會逐漸失去效果

可可多酚的效果在攝取後約2個小時達到最高，大概4個小時就會失去效果。可可多酚不會停留在體內，多餘的會排出體外，所以一次大量食用不會發揮更好的效果。

可可多酚不會停留在體內 攝取後過幾個小時就會失去效果

攝取高可可含量的巧克力也有訣竅。首先，一次大量攝取，效果並不會比較好。可可多酚的效果在攝取後2個小時左右達到顛峰，大約在4個小時後消失，無法長時間停留在體內，因此最有效的攝取方式是少量多次。原則上是在早、中、晚三餐前攝取，1天3次，每次5克即可。為了防止血糖升高，一定要在飯前吃，也推薦在兩餐之間攝取。覺得有點餓時先吃一點，可以防止暴飲暴食。

另外，巧克力還有放鬆的效果，覺得煩躁、壓力大時吃個1塊，可將巧克力的效果發揮到最大限度。

不只是會瘦！

高可可含量巧克力的健康效果

牙周病可能會引發脂肪肝和糖尿病等各種疾病（50頁），其實高可可含量的巧克力也有助於對付牙周病這類口腔疾病。

可可中含有可可多酚等多種多酚，具有強大的抗氧化作用。抗氧化作用是指抑制使身體氧化的活性氧產生作用。例如，在利用實驗鼠的實驗證實，可可多酚的抗氧化作用，可以控制活性氧造成的牙齦氧化及發炎，並改善牙周病。

此外，還能有效避免糖尿病、高血壓，以及動脈硬化等生活習慣病惡化，同時防止引發失智症的「大腦氧化」。也就是說，單純只是攝取高可可含量的巧克力，就有望改善、預防各種疾病。

此外，巧克力中含有的可可蛋白質，有助於排解便祕問題。可可蛋白質是一種不會被小腸吸收的蛋白質，可以直達大腸，所以會增加排便量，使排便暢通。

目前已經得知，攝取巧克力有助於刺激大腦分泌神經傳導物質「血清素」，血清素具有鎮定心靈的作用，俗稱「幸福賀爾蒙」。血清素不足會使人感到煩躁或專注力無法集中，遇到這種情況時，建議攝取少量高可可含量巧克力，有助於轉換心情。

高可可含量的巧克力有助於改善牙周病

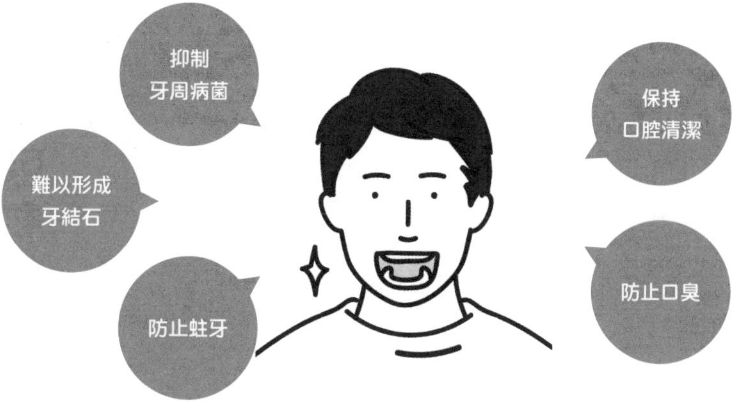
抑制
牙周病菌
保持
口腔清潔
難以形成
牙結石
防止口臭
防止蛀牙

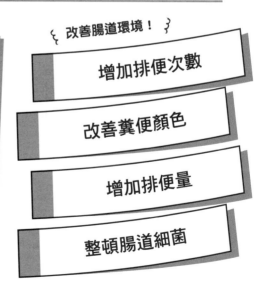

防止活性氧造成牙齦受損

可可多酚的抗氧化作用，可防止牙周病菌產生的活性氧作用，避免牙齦受損，改善口腔環境。

可可蛋白質有助於改善腸道環境

何謂可可蛋白質

可可蛋白質是一種難以消化的物質，不會被小腸吸收，會直接送至大腸，所以可以增加排便量，進而改善便祕問題。既能成為腸道細菌的食物，又能調整腸道環境，可以說是一石二鳥。

改善腸道環境！

- 增加排便次數
- 改善糞便顏色
- 增加排便量
- 整頓腸道細菌

只要喝了就有效！濃綠茶是瘦身飲品

兒茶素的3個瘦身力

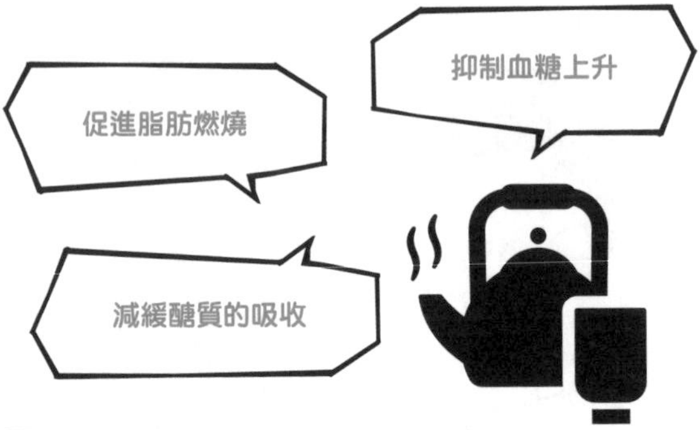

兒茶素能夠燃燒並防止脂肪增加

兒茶素有燃燒脂肪的效果，每天攝取可提高肝臟和肌肉的脂肪代謝率。此外，兒茶素還能減緩醣質的吸收速度，打造出飯後血糖不易上升，難以囤積脂肪的體質。

喝綠茶品嚐到的苦澀味，來自於一種名為「兒茶素」的多酚成分，兒茶素會對健康帶來許多益處，其中之一就是「瘦身」效果。

兒茶素具有能夠促進脂肪燃燒的作用，近年來的研究顯示，持續攝取高濃度的兒茶素，會活化肝臟和肌肉的脂肪代謝，並促進脂肪燃燒。

此外，兒茶素會減緩吸收醣質的速度，防止飯後血糖快速上升。綜上所述，兒茶素可以防止身體合成多餘的脂

不只是瘦身！綠茶的超強效果

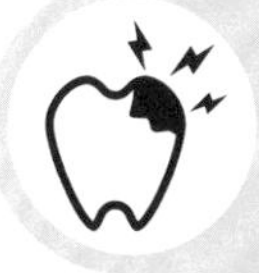

防止蛀牙

兒茶素的抗菌作用也能有效對付蛀牙菌，防止蛀牙菌附著在牙齒上。此外，結合其氣味成分，還可以預防口臭。

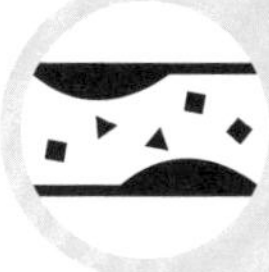

防止動脈硬化

兒茶素和維生素C等抗氧化成分，能夠阻止血液中的膽固醇增加，所以有望發揮出預防動脈硬化的效果。

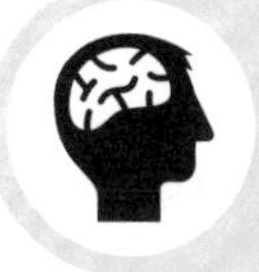

預防失智症

兒茶素的抗氧化作用和茶胺酸（胺基酸的一種）的放鬆效果，能夠防止大腦老化，從而預防失智症。

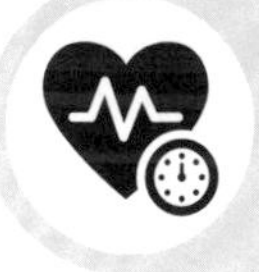

抑制血壓上升

綠茶含有豐富的茶胺酸，其放鬆效果能夠讓副交感神經占據優勢，穩定血壓，因此可以防止高血壓。

肪，加上脂肪燃燒效果，有助於預防肥胖問題。

兒茶素還具有抗菌和消炎作用，用綠茶漱口有助於預防牙周病和流感等傳染病，同時還可以消除口臭。

除了兒茶素外，綠茶也含有豐富的維生素C和β-胡蘿蔔素等抗氧化維生素，強大的抗氧化作用，有望預防動脈硬化和失智症。綠茶的成分中還有一種名為茶胺酸的胺基酸，可以增加大腦α波，具有放鬆效果。

由此可知，綠茶有多種健康效果，在購買市售產品時，建議選擇含有大量健康成分的濃綠茶。

綠茶飲用方法

1天喝1瓶（約500毫升）！

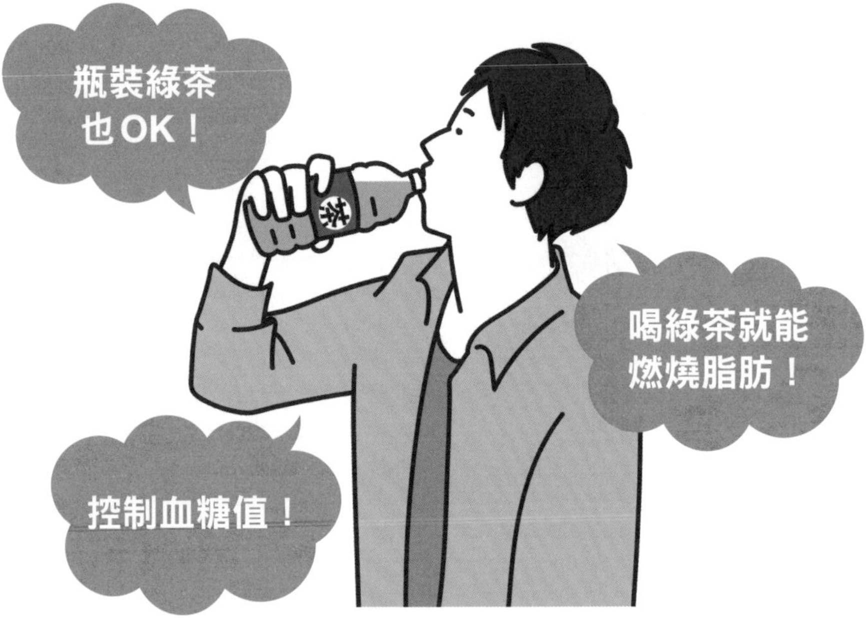
瓶裝綠茶
也OK！
喝綠茶就能
燃燒脂肪！
控制血糖值！
茶

飲用重點

飯前喝100毫升

可以避免飯後血糖急遽上升。

選擇濃綠茶

要選擇健康成分豐富的濃綠茶，而不是成分複雜的茶類。

1天之內要頻繁攝取

瘦身成分過幾個小時就會排出體外，所以要頻繁地攝取。

燃燒脂肪的

泡茶葉後連茶葉都食用！

作法

1 泡茶葉

最佳的方式，是使用茶壺泡茶葉，倒入熱水之後等待１到2分鐘。

2 食用茶葉

將泡完的茶業用白醋等調味，像是吃蔬菜一樣食用，建議1天攝取1次，共吃3克。

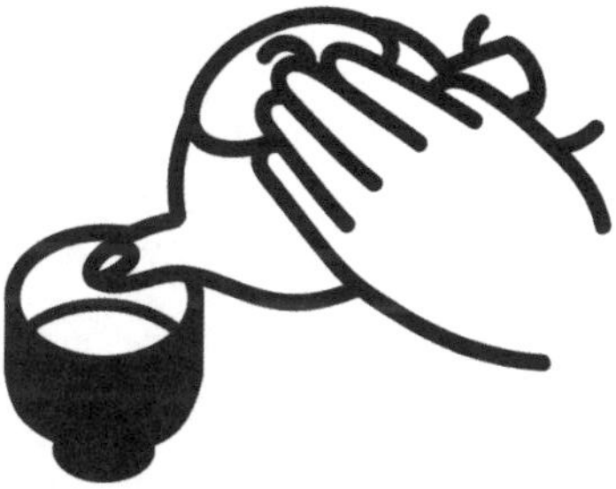

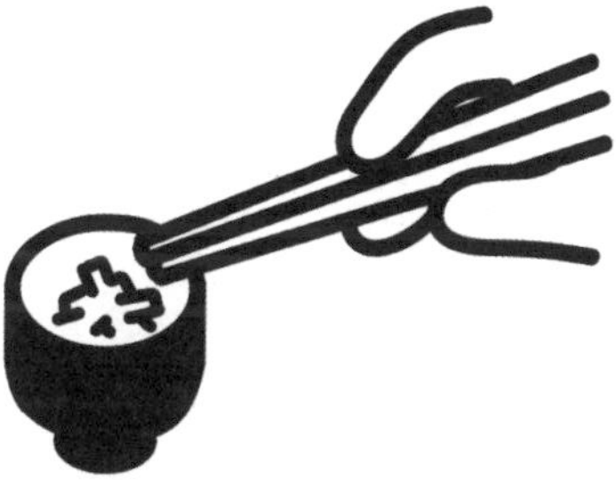

獲得瘦身成分的比例

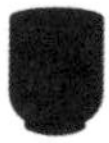

飲用茶壺泡的茶葉

約30%

<

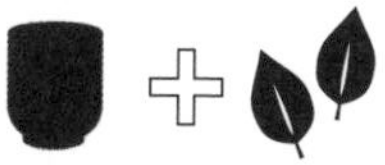

飲用茶壺泡的茶葉連茶葉一起食用

約70%

連茶葉一起食用可以攝取到更多綠茶的瘦身成分！

免疫力提高!? 綠茶的效果會根據水溫而改變

綠茶中的兒茶素含有「表沒食子兒茶酚（EGC）」與「表沒食子兒茶酚沒食子酸酯（EGCG）」，有助於提高免疫力。

表沒食子兒茶酚會大幅活化免疫細胞的巨噬細胞，促使黏膜免疫系統產生作用，因此能夠抑制大腸桿菌O157：H7型和造成香港腳的病原菌等。

表沒食子兒茶酚沒食子酸酯則是具有強烈的抗氧化作用，其效果是維生素C的幾十倍，有望發揮提高免疫力、防止老化的效果，還會抑制組織胺釋放，對花粉症等過敏症狀也有效。表沒食子兒茶酚沒食子酸酯有相當顯著的抗病毒作用，用高濃度的綠茶漱口，有助於預防流感等感冒。

這2種成分的釋放量會根據水溫而增減，如果事先記住水溫與釋放量之間的關係，就可以根據需求調整。

表沒食子兒茶酚以低溫的水來泡，更容易取得效果，建議用冰水來沖泡，還能降低苦味，讓茶更容易入口。相反地，表沒食子兒茶酚沒食子酸酯在溫度低於20度以下時，釋放會困難許多，因此要用熱水沖泡，最佳水溫為70至80度，必須注意剛煮沸的水會使成分變質，兩者的關鍵，都是要完全把茶葉泡開。

釋放的成分會隨著水溫而改變

以冰水泡茶

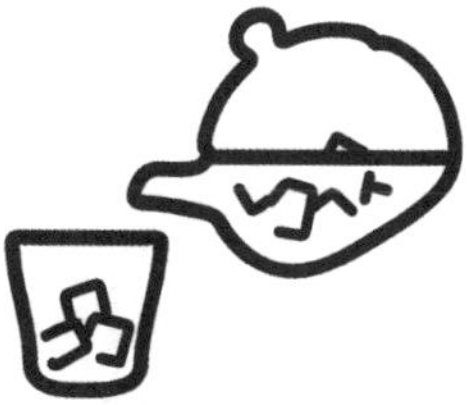

更容易獲得「表沒食子兒茶酚」的效果

▼優點

活化免疫細胞的巨噬細胞

抑制大腸桿菌O157：H7型和造成香港腳的病原菌

泡茶的重點

將茶葉放入茶壺中倒入冰水浸泡10分鐘以上後倒出茶水飲用

※水溫愈低愈容易獲得表沒食子兒茶酚的效果

以熱水泡茶

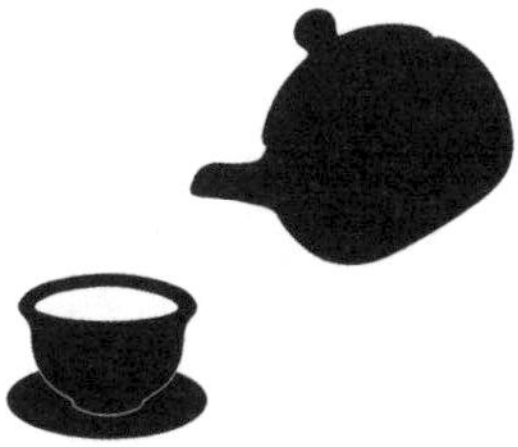

更容易獲得「表沒食子兒茶酚沒食子酸酯」的效果

▼優點

緩和花粉症等過敏症狀

抗氧化作用有助於提高免疫力預防老化

泡茶的重點

將茶葉放入茶壺中倒入70至80度的水浸泡5分鐘左右後倒出茶水飲用

※剛煮沸的水會使表沒食子兒茶酚沒食子酸酯變質

想要瘦就不要計算熱量

計算也沒用!?

減肥的人也可以吃高熱量的食物

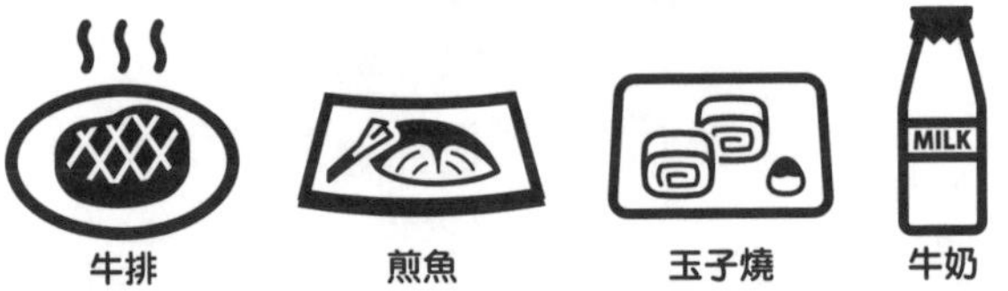

減少這些食物的攝取量

無法獲得足夠打造出易瘦體質的必要營養素

以微減醣的方式代替過度節食

每日建議的醣質攝取量

男性 = 250克

女性 = 200克

以每月減少0.5至1公斤的最佳速度減肥不會患上低營養性脂肪肝

計算熱量是瘦身的一部分，但為了減肥，過度減少攝取熱量不會帶來理想的結果。熱量高的食物主要是魚、肉、蛋及牛奶等蛋白質與脂質，同時富含身體的必要營養素。然而，大幅減少這些食物的攝取量，反而會產生反效果，因為身體無法獲得足夠的營養來增強體質，導致更容易發胖。

瘦身時，比較攝取高熱量食物和高醣質食物的血糖值上升情況，明顯得知計算熱量多麼沒有意義。吃完高熱量食物

攝取高熱量與高醣質食物後的血糖值變化

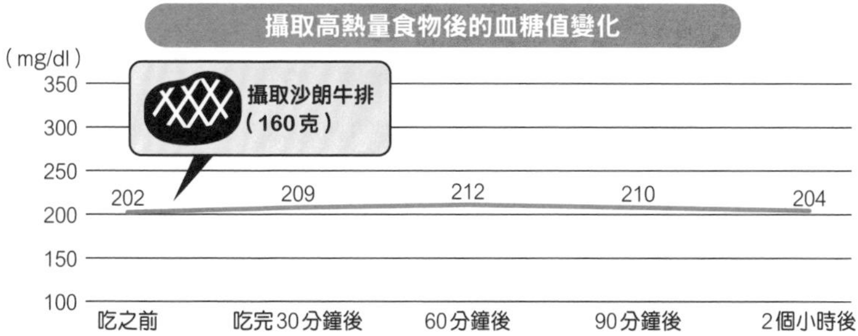

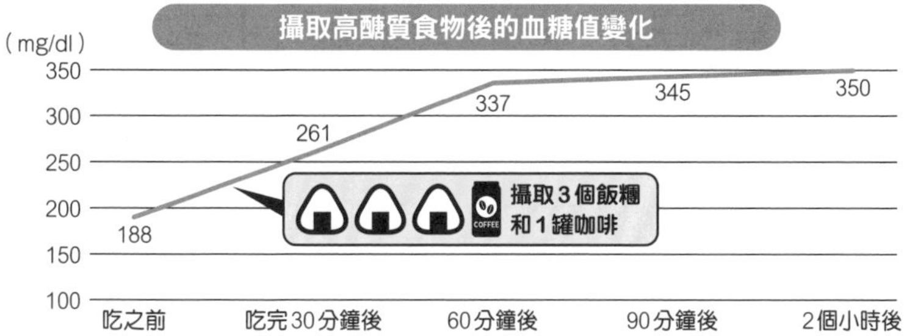

出處：栗原診所東京・日本橋的調查結果

→高醣質食物會使血糖上升，導致更容易發胖！

後，造成肥胖的血糖值幾乎沒有變化，反而是攝取高醣質的食物後，血糖值會急遽上升。也就是說，肥胖和熱量沒有關係，要注意的是醣質的攝取量。

為了打造出易瘦體質，重要的是均衡攝取蛋白質、脂質、醣質。每日建議醣質攝取量，男性為250克、女性為200克左右，即便存在個人差異，只要將攝取的醣質量控制在這個數字，體重就能以每個月0.5至1公斤的速度下降。

假設進一步減少攝取的醣質量，得到1個月瘦3公斤的結果，也會因為身體「營養攝取不足！」的本能而控制不了食慾，最終導致復胖。只要注意攝取均衡的飲食，就能夠輕鬆地瘦身。

很快就會瘦

何謂「微減醣」？

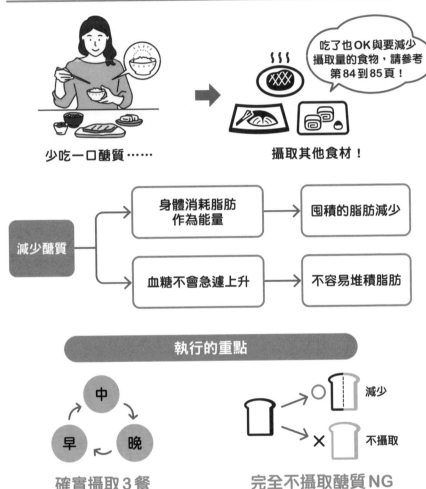

少吃一口醣質……

吃了也OK與要減少
攝取量的食物，請參考
第84到85頁！

攝取其他食材！

減少醣質
- → 身體消耗脂肪作為能量 → 囤積的脂肪減少
- → 血糖不會急遽上升 → 不容易堆積脂肪

執行的重點

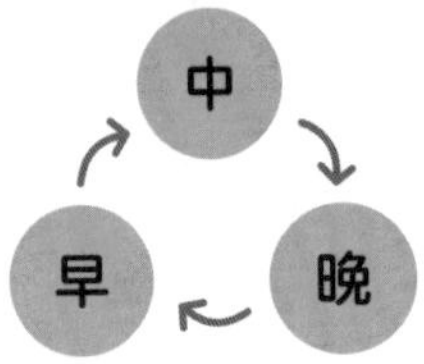

確實攝取3餐

規律地攝取3餐，可以防止暴飲暴食，更可以防止血糖急遽上升。

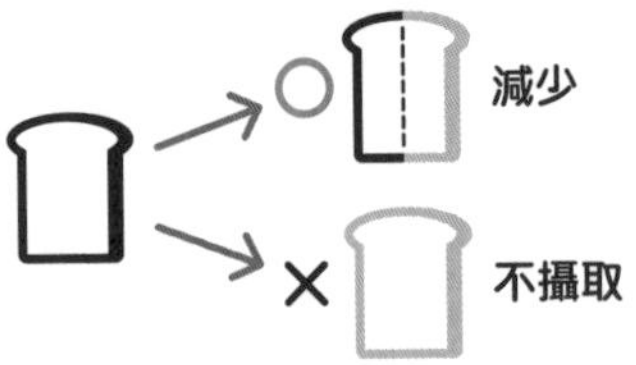

完全不攝取醣質NG

如果完全不攝取醣質，恐會罹患「低營養性脂肪肝」。以米飯來說，只要減少攝取1、2口即可。

「微減醣」

留意吃飯的時間，效果更顯著！

儲存脂肪的蛋白質「BMAL1」在脂肪組織中的含量（相對值）

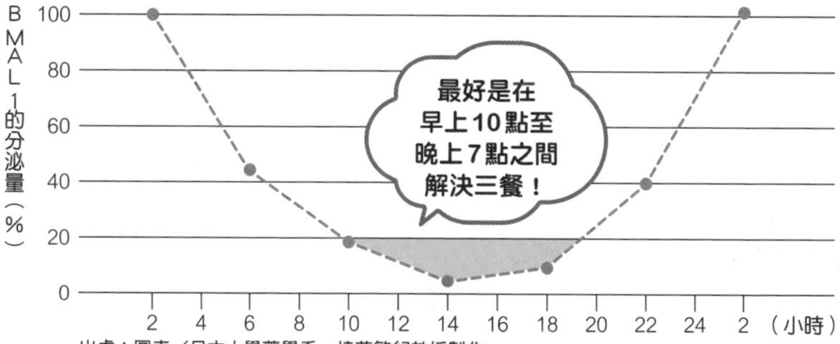

出處：圖表／日本大學藥學系　榛葉繁紀教授製作

易胖程度會根據時間改變？

BMAL1是一種蛋白質，會促使脂肪合成，並堆積在體內。其分泌量會根據時間而不同，白天分泌量少，晚上10點到半夜2點左右達到顛峰。因此，吃宵夜是發胖的主要原因之一。

減少內臟脂肪最好的辦法是降低三酸甘油脂，也就是醣質的攝取量，以此抑制血糖在飯後上升，防止脂肪堆積。如果完全不攝取醣質，身體反而會因為能量不足，試圖囤積脂肪。

「微減醣」只是少吃1口醣質，減少攝取的醣質分量，用其他食材來補足。

此外，每天必須規律地攝取3餐若是不吃早餐，空腹會加快醣質吸收速度，導致午餐吃完後血糖急遽上升，吃宵夜同樣也不可取。與合成脂肪有關名為「BMAL1」的蛋白質，分泌的高峰為晚上10點到半夜2點，在這個時段吃東西很容易會堆積脂肪，因此晚餐最好在晚上7點前解決。

與必須減少攝取的食物

必須減少的食物

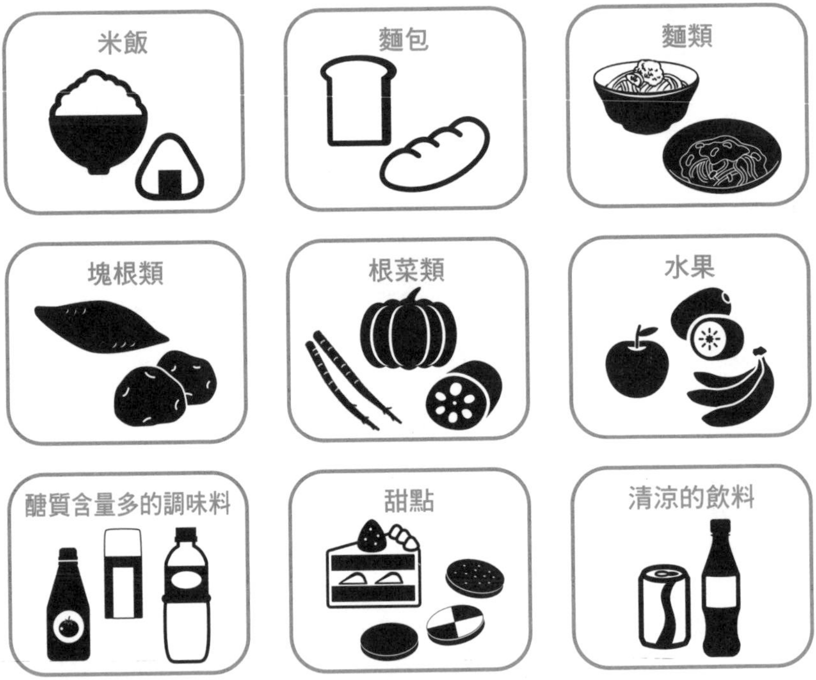
米飯
麵包
麵類
塊根類
根菜類
水果
醣質含量多的調味料
甜點
清涼的飲料

等

主食攝取量不可為零，只要注意比平時少1到2成即可

留意米飯、麵包、麵類等主食的量要比平時減少1到2成。如果主食是米飯和麵包時，推薦選擇膳食纖維較多者，例如糙米、雜糧米、全麥麵包。水果成分中的「果糖」會造成肥胖，建議盡量少吃。

「微減醣」時應積極攝取

應積極攝取的食物

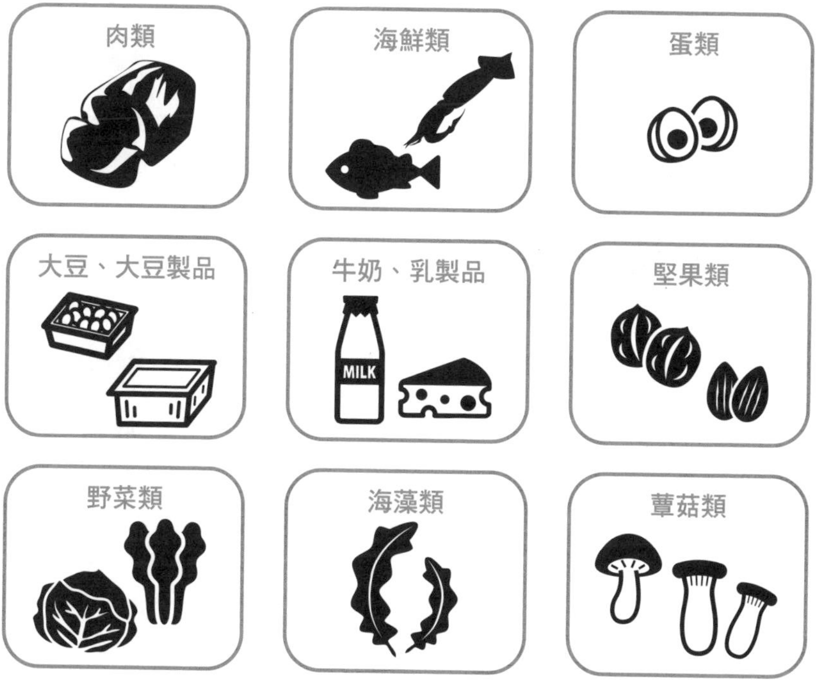
肉類
海鮮類
蛋類
大豆、大豆製品
牛奶、乳製品
MILK
堅果類
野菜類
海藻類
蕈菇類

等

用這些食物來補充減少的醣質

減少攝取醣質，並利用其他食物來補足。首先，為了增加燃燒脂肪的肌肉，要積極攝取魚、肉等蛋白質豐富的食物。此外，含有豐富膳食纖維的葉菜類和海藻類也是不可或缺的食物，有助於緩和血糖上升的速度。

← 在「微減醣」中列出的食物，其營養素都詳細標示在第121至127頁。

不吃反而危險！攝取蛋白質代替醣質

攝取蛋白質養成易瘦體質！

多攝取動物性蛋白質 → 提高白蛋白的濃度 → 營養運送到全身 → 肌肉增加燃燒脂肪

何謂白蛋白

存在於血液中的一種蛋白質，主要作用是與多種物質結合，將營養運送到身體各處。

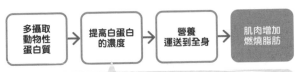

白蛋白的濃度與身體狀態的關係

白蛋白的濃度（g/dl）	身體症狀	白蛋白的濃度（g/dl）	身體症狀
～3.6	身體功能衰退	～4.7	頭髮強韌有光澤
～4.1	新型營養失調	～4.8	指甲堅硬有光澤
～4.4	肌肉開始增加	～5.0	表情光彩有活力
～4.6	肌肉更加結實	5.0～	理想

減少醣質的攝取，取而代之的是應多加攝取蛋白質，尤其是肉、蛋、魚等，因為攝取動物性蛋白質，可增加血液中的「白蛋白」。

白蛋白是肝臟產生的一種蛋白質，會與血液中的各種物質結合，並根據需求運送到各個部位。體內白蛋白充足，肌肉量會增加，基礎代謝力會提高，皮膚和頭髮看起來也會強韌有光澤。相反地，缺乏白蛋白，免疫力會下降，肌肉量會減少，骨頭也會變得脆弱。日本厚

有效攝取蛋白質的方法

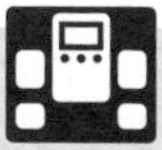

攝取與體重相同克數的蛋白質

1天應攝取的蛋白質量以體重為標準，例如體重60公斤的人，所需攝取的蛋白質量為60克。

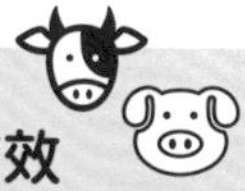

肉類最有效 牛肉、豬肉、雞肉都OK

肉類是提高白蛋白濃度效率最高的食材，牛肉建議選擇瘦肉、豬肉選擇菲力，雞肉則是選擇雞胸肉或里肌肉。

利用鯖魚罐頭和大豆罐頭

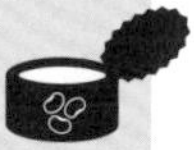

推薦可多加利用罐頭，鯖魚罐頭具有使三酸甘油脂減少的效果，大豆罐頭則是富含植物性蛋白質。

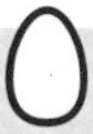

也要多多攝取雞蛋

雞蛋也能有效提高白蛋白的濃度，建議1天攝取2到3顆，以營養均衡的角度來看，雞蛋是相當理想的食材。

生勞動省設定白蛋白標準值為3.8到5.3g／dl，要健康就不能缺少白蛋白，建議將目標提高設定為4.5g／dl。

動物性蛋白質中，提高白蛋白濃度最有效率的是肉類，其次是雞蛋。想必有些人會擔心膽固醇的問題，事實上雞蛋並不會影響膽固醇多寡，即便天天吃2到3顆雞蛋也沒關係。

每天攝取的蛋白質量，以體重為標準，體重60公斤的人，1天應攝取的蛋白質為60克。

出現牙周病等發炎症狀時，白蛋白濃度會下降。如果疏忽口腔護理，即便攝取蛋白質也難以獲得效果。

相同的菜色結果卻不同！

只要更改用餐的順序，就會轉變為瘦身飲食

吃飯時的「用餐順序」相當重要，即便菜色相同，吃下肚的是瘦身飲食還是肥胖飲食，取決於用餐的順序。肚子餓時，先從米飯等碳水化合物下手，血糖就會迅速上升，導致分泌過多的胰島素，轉眼間就合成了脂肪。所以應該要先從哪一道菜開始，才會是瘦身飲食呢？

最好從肉類、雞蛋以及魚等，蛋白質含量高的菜色開始。若是罹患糖尿病，建議從能夠影響醣質吸收的膳食纖維開始攝取，不過膳食纖維很容易填滿腸胃，導致無法攝取足夠的蛋白質。蛋白質是維持肌肉所需的營養素，若缺乏蛋白質，肌肉量會減少，進而難以燃燒脂肪。最理想的狀態是先攝取蛋白質，因為攝取蛋白質容易獲得飽足感，所以可以控制醣質的攝取量。

其次要攝取的是含有膳食纖維的蔬菜、海藻和蕈菇類等，在蛋白質之後攝取膳食纖維有助於減緩身體吸收醣質的速度，最後再吃米飯、麵包和麵類等醣質。不過在那之前，先喝一點味噌湯或熱湯會更好，用水分填飽肚子，避免攝取過多醣質。

但是絕對不可以完全捨棄醣質，醣質是身體的能量來源，即便少量也一定要攝取。

有助於瘦身的「用餐順序」！

1 蛋白質

肉　魚　雞蛋　豆腐　等

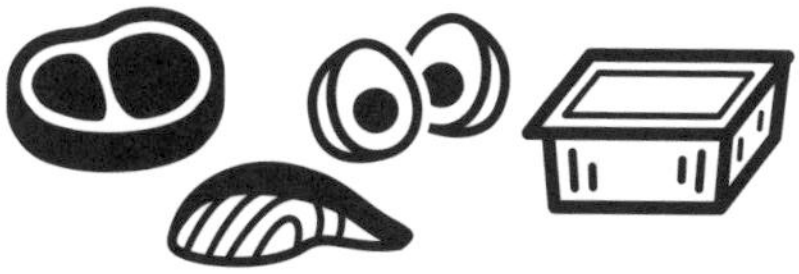

蛋白質是形成肌肉的營養素，所以從蛋白質開始攝取，容易獲得飽足感，減緩醣質的吸收速度。

⬇

2 膳食纖維

蔬菜　海藻　蕈菇類　等

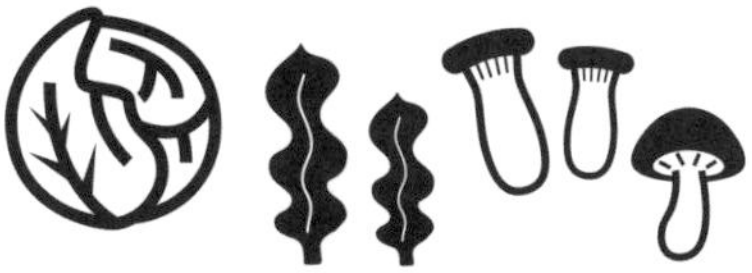

膳食纖維會阻礙身體吸收醣質，在攝取醣質前先攝取膳食纖維，能夠阻止血糖迅速上升。

⬇

3 水分

味噌湯　熱湯　等

在攝取醣質前先利用味噌湯或熱湯等水分來填飽肚子，避免攝取過多醣質。

⬇

4 醣質

米飯　麵包　馬鈴薯沙拉　等

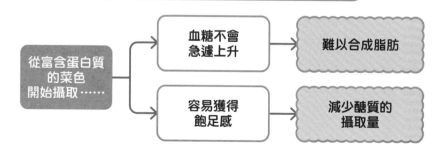

最後再攝取作為主食的醣質，不僅能夠避免攝取過多的醣質，還可以抑制血糖上升。

從富含蛋白質的菜色開始用餐的優點

從富含蛋白質的菜色開始攝取……

→ 血糖不會急遽上升 → 難以合成脂肪

→ 容易獲得飽足感 → 減少醣質的攝取量

吃太快是發胖的根源！
細嚼慢嚥才會瘦得快

狼吞虎嚥的3大風險

1 造成肥胖
在飽足感傳遞到大腦前過度飲食。

2 造成脂肪肝
醣質立即合成脂肪，囤積在肝臟中。

3 造成糖尿病
胰島素分泌過度，對胰臟造成負擔，並形成糖尿病。

容易使人狼吞虎嚥
含醣量又多的食物！

麵類　飯糰　三明治　可樂餅　等

細嚼慢嚥也是瘦身的方法之一，很簡單，效果相當拔群。

如果沒有仔細咀嚼就吞嚥，在短時間內會將大量的醣質送到腸胃裡，導致血糖急遽上升。正如先前所介紹的，血糖快速上升是導致發胖的原因，同時也有可能形成脂肪肝。再加上大量分泌的胰島素為胰臟帶來負擔，甚至會增加罹患糖尿病的風險。

相反地，細嚼慢嚥會減緩血糖的上升速度，同時也能防止脂肪合成。拉長進

細嚼慢嚥的訣竅

吃一口後放下筷子
——仔細品嚐每一口！

設定一口咀嚼30下的目標
——先從比平時多咀嚼10下開始！

早餐花20分鐘
午餐花25分鐘
晚餐花30分鐘
——決定用餐時間，防止狼吞虎嚥！

細嚼慢嚥用餐後……

- 減緩醣質吸收的速度
- 促進血液循環 提高代謝
- 獲得飽足感 防止過度飲食
- 分泌唾液 減少罹患牙周病 糖尿病

食的時間，讓人感受到飽足感，同時也可以防止過度飲食。此外，仔細咀嚼有助於促進血液循環、提高代謝，使脂肪更容易燃燒，同時也會產生大量唾液，幫助預防牙周病。

細嚼慢嚥有許多優點，但有不少人因為忙碌，養成狼吞虎嚥的習慣，若是這類型的人，請務必記住以下建議。

首先，分別決定3餐的用餐時間，早餐20分鐘、午餐25分鐘，以及晚餐30分鐘。接著，設定一口咀嚼30下的目標，而且每吃一口，就必須放下筷子仔細品嚐。只要遵守這幾點，就能夠慢慢地養成細嚼慢嚥的習慣。

喝了會變胖是假的！喝酒也沒問題

1天的酒精攝取量

1天＝酒精攝取量大約40克

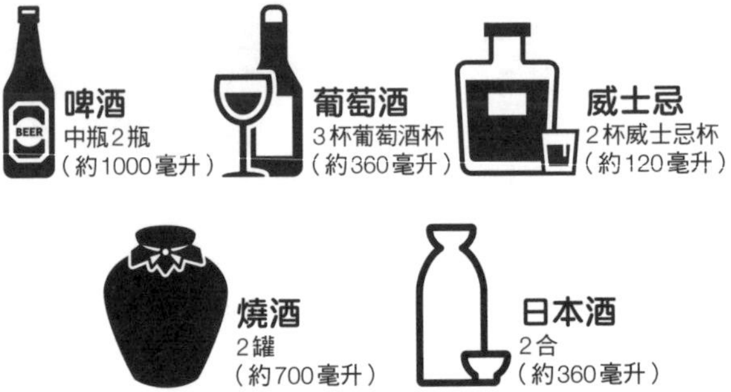

BEER
啤酒
中瓶2瓶
（約1000毫升）
葡萄酒
3杯葡萄酒杯
（約360毫升）
威士忌
2杯威士忌杯
（約120毫升）
燒酒
2罐
（約700毫升）
日本酒
2合
（約360毫升）

酒精含量的計算方法

酒精度數×酒的液體量×0.8÷100＝酒精含量（克）

以度數5%中瓶啤酒1瓶（500毫升）為例
5×500×0.8÷100＝20克

過度攝取酒精會對肝臟造成負擔，影響身體健康。不過適量攝取酒精既不會發胖，還會帶來正面效果。

適量是指每天2合日本酒、中瓶啤酒2瓶，或是3杯葡萄酒，純酒精最多攝取40克。目前已經得知，每天攝取20至40克酒精的人，比攝取量更多以及更少的人，ALT（表示肝臟狀態的指數）、空腹時的血糖，與三酸甘油脂的數值都更理想。

因為肝臟在分解酒精時，會消耗肝臟

選擇不會導致發胖的酒類

難以發胖的酒

選擇含醣量少的酒，例如蒸餾酒或是葡萄酒等。

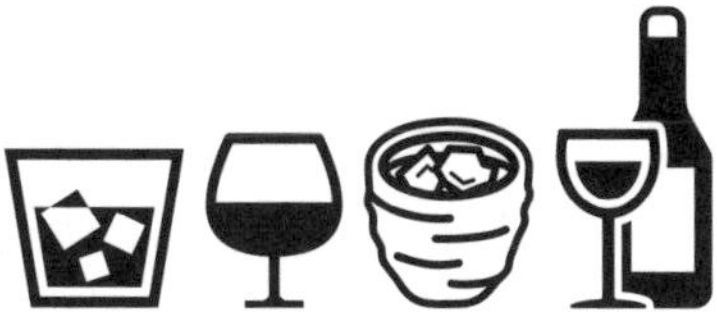

威士忌、白蘭地、燒酒、葡萄酒　等

減少攝取的酒

梅酒或用果實釀造的酒，其醣質含量尤其高，要多加留意。

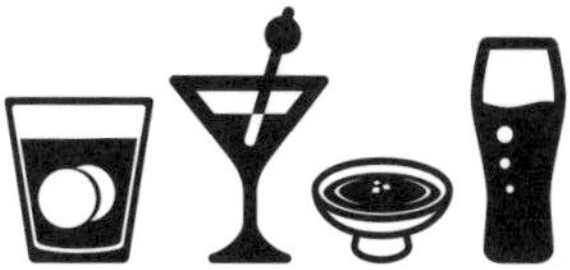

梅酒、雞尾酒、日本酒、啤酒　等

少量酒精就能喝醉的技巧

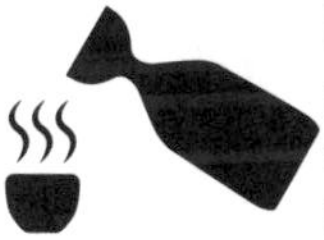

將酒加熱

酒的溫度愈高，身體就愈容易吸收，可加快酒醉的速度。

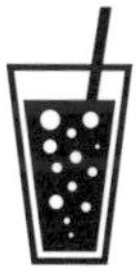

碳酸

碳酸會撐大血管，促使血液循環，讓酒精快速抵達大腦。

內的糖，糖量減少，血糖和三酸甘油脂會下降，同時也能夠改善肥胖和脂肪肝等問題。

不過酒也含有醣質盡量選擇含醣量少的酒，最好是零醣質的「蒸餾酒」，例如燒酒、威士忌、白蘭地等。不過雞尾酒和沙瓦是用果汁與利口酒所調製，飲用前要小心含醣量。啤酒、葡萄酒、日本酒等「釀造酒」都含有醣質，建議選擇含醣量較少的葡萄酒。

也有方法可以少量地讓人酒醉，適合嗜酒如命的人，例如將酒加熱，可以促進身體吸收酒精，加快酒醉速度，或者將可促進血液循環的碳酸加入酒中，提升酒精循環速度。

下點功夫就帶來劇烈變化！

避免酒精造成身體負擔的飲酒法

不僅是酒的種類，同時注意喝酒的時間和下酒菜等，就能更健康地享受飲酒的樂趣。

首先，晚上準備喝酒的那天，要按時吃早餐和午餐，為了留下攝取熱量的額度，不吃飯反而會發胖。在空腹的狀態下突然飲酒或吃下酒菜，身體會快速吸收醣質，使血糖急遽上升，還有人因為飢餓感吃太多下酒菜，再加上吃吃喝喝到深夜後，隔天早上會失去食慾，導致吃不下早餐……

為了避免陷入惡性循環，飲酒前必須確實吃飯，如果沒辦法做到這點，哪怕是喝1杯牛奶也好，避免空腹。

喝酒的時間也很重要，如果是在家喝，往往都會喝到深夜，但晚上10點到凌晨2點是身體分泌脂肪細胞的「BMAL1」（83頁）最活躍的時段，若是連這個時段都在喝酒，只會不斷地堆積內臟脂肪。最理想的飲酒時間是在晚上10點前消化完畢，所以請反過來推算時間，盡早飲用完畢。

下酒菜就如同平時吃3餐一樣，從蛋白質開始攝取（88頁）。蛋白質是身體代謝酒精不可或缺的營養素，因此，喝酒時的祕訣是大量攝取蛋白質。盡量避免同時攝取醣質和酒，因為會提高身體吸收醣質的速度，讓血糖快速上升。

喝酒的日子要確實吃早餐和午餐

造成身體負擔的循環

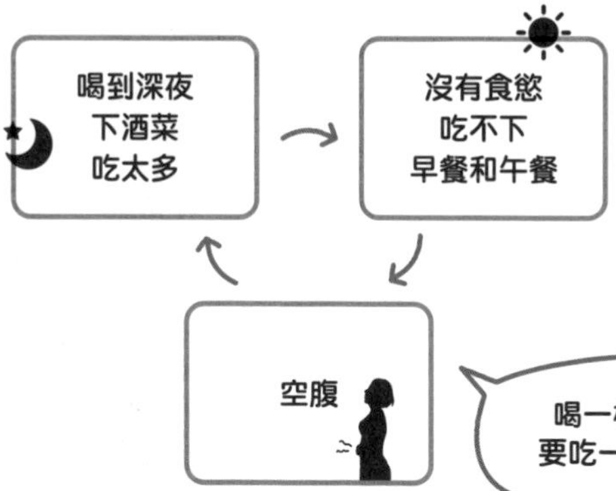

喝到深夜

晚上喝酒前不吃早餐和午餐反而更容易胖

空腹喝酒身體會快速吸收醣質，使血糖急遽上升。此外，有時候也會因為吃太多下酒菜而發胖。

喝一杯牛奶也好，
要吃一點東西墊胃！

推薦的下酒菜！

＼ 避免醣質＆多攝取蛋白質！ ／

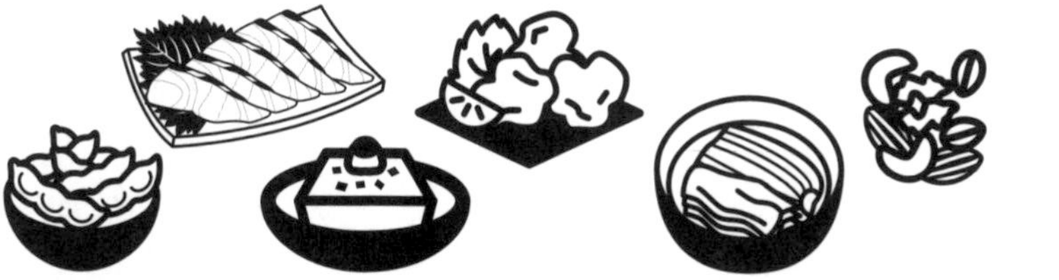

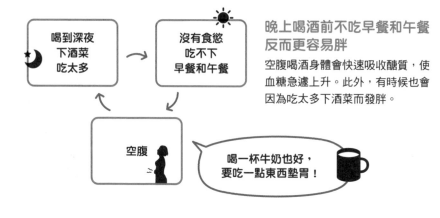

毛豆　生魚片　涼拌豆腐　炸雞　泡菜、醃漬物　堅果　等

也要注意喝酒的時間

沒有食慾
吃不下

「BMAL1」（83頁）增加的時間為晚上10點之後，為了避免脂肪堆積，最晚要在晚上10點前喝完酒。建議在晚上7點到8點之間飲酒，讓酒精在10點前消化完成，不僅不會對身體造成負擔，還能夠避免影響到隔天的狀態。

吃了反而會造成反效果 水果容易使人發胖

水果含有豐富的維生素、礦物質，一般都認為水果對身體有益。不過，其實水果含有大量名為「果糖」的糖分，其實果糖是人體尤其容易吸收的醣質，與脂肪增加有著密切的關係。

醣質在構造上，按照分子的數量，分為單醣類、少醣類和多醣類。身體吸收的是分解到最小單位的單醣，多醣類分子數量多，吸收速度最慢，其次是少醣類，從一開始就是最小單位的單醣類則是最快。水果中的果糖，就是屬於單醣類。

順帶一提，果糖會在短時間內被人體吸收，但不會影響血糖，因為血糖是指血液中的葡萄糖濃度，與果糖無關。

不過，果糖會在肝臟內轉換為葡萄糖，即便血糖不會上升，病情也會朝著糖尿病發展。

此外，果糖幾乎都是由肝臟負責代謝，會直接轉換為三酸甘油脂，也就是說，攝取過多的果糖，也就是吃太多水果，與血糖無關，但與肥胖和脂肪肝有著密切的關係。

近年來，隨著品種的改良，水果比以往更甘甜更美味，然而甜度就是含糖量高的證明。要避免發胖，最好盡量少吃糖度高的水果，最好的方案是1天只吃1種水果。

水果的醣質最容易被人體吸收！

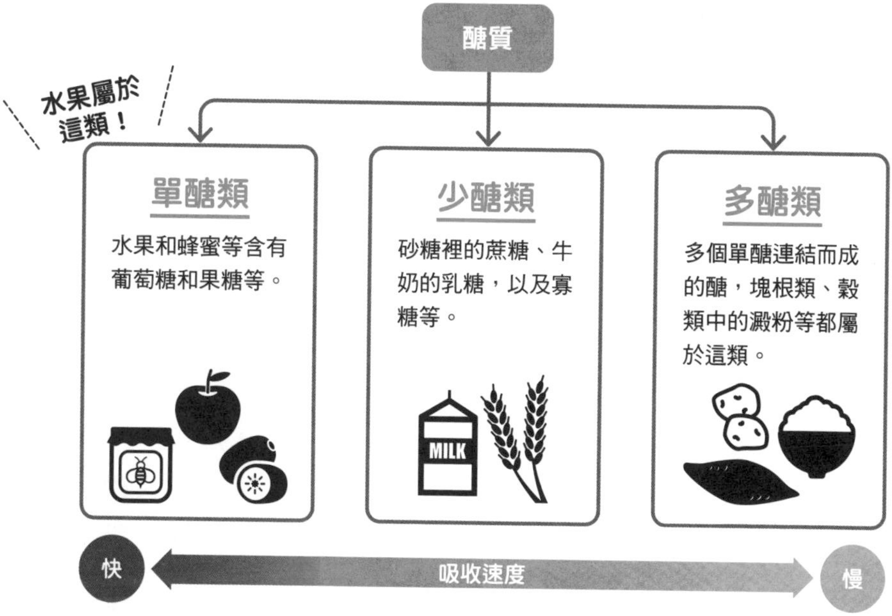

水果不會影響血糖但會形成三酸甘油脂

吃完2根香蕉後的血糖變化

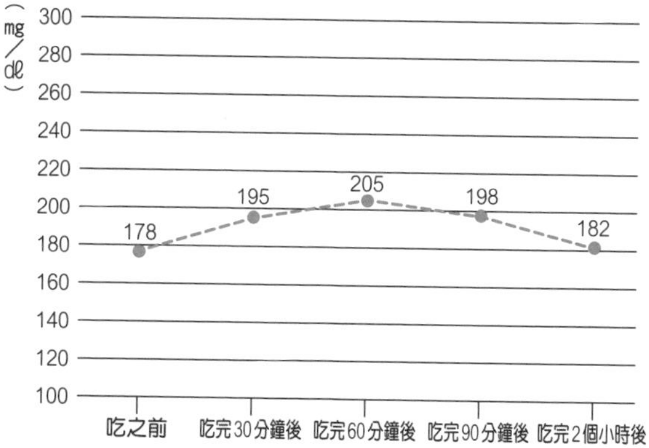

出處：栗原診所東京・日本橋的調查　※以60多歲男性為例

果糖會以三酸甘油脂的型態囤積在體內

香蕉中的果糖幾乎不會影響血糖，但會在肝臟中轉換成葡萄糖，並以三酸甘油脂的型態囤積在肝臟中。

感覺對身體好的食物也是陷阱!?
蔬果汁和運動飲料也很危險

放有水果的蔬果冰沙，也會導致醣質攝取過多。蔬果冰沙能夠輕鬆攝取維生素和膳食纖維，從這點來看對身體相當有益，但別忘了，甘甜的水果中含有大量的醣質。自己製作蔬果冰沙時，要選擇含醣量少的水果，而且最好多加一點蔬菜。

必須多加留意的是市售的水果汁和蔬菜汁，不僅含有水果的果糖，還會另外添加醣質，讓蔬果汁更順口。如果抱持著對身體好的心情，毫不顧忌地大喝，就會攝入過多的醣質。

另外，運動飲料等軟性飲料中，使用了一種叫做「高果糖玉米糖漿」的甜味劑，此甜味劑的原料是玉米和馬鈴薯等澱粉，果糖比例介於50%以上至90%以下，其特點是果糖的比例相當高，甜味濃烈，尤其是在低溫時，甜味會比砂糖還要濃郁，所以經常用於冰涼飲用的軟性飲料等。將這類軟性飲拿來補充水分，會在不知不覺間攝取過多醣質，這也是造成瘦身失敗的原因之一。

身邊常見的飲料含醣量意外地驚人，因此，平時只要留意選擇含醣量低的飲料，就能離易瘦體質更近一步。

多留意含醣量多的水果！

每100克的含醣量

香蕉	櫻桃	蘋果	鳳梨
21.4克	14.0克	14.1克	12.5克

葡萄	柿子	橘子	奇異果	哈密瓜
15.2克	14.3克	11.0克	10.8克	9.8克

平常喝的飲料可能是造成瘦身失敗的原因!?

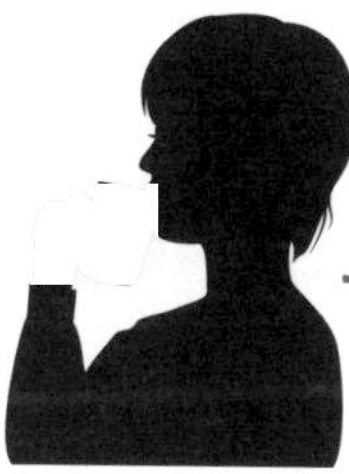

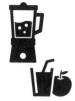

大量添加水果的蔬果冰沙會造成反效果

水果含有大量名為果糖的醣質，水果放太多，會增加體內的三酸甘油脂，並造成肥胖。

補充水分時不要喝含有醣質的飲料

乍看下很健康的運動飲料、蔬果汁，其實也有添加醣質，必須多加留意。

PART

運動有助易瘦體質

4

瘦身完全不需要高強度的運動！
只要在空閒時間做做簡單的運動
就能明顯提高瘦身效果
除了每天堅持不懈地做本書推薦的運動外
也可以試著加入一些加快養成瘦身體質的生活習慣

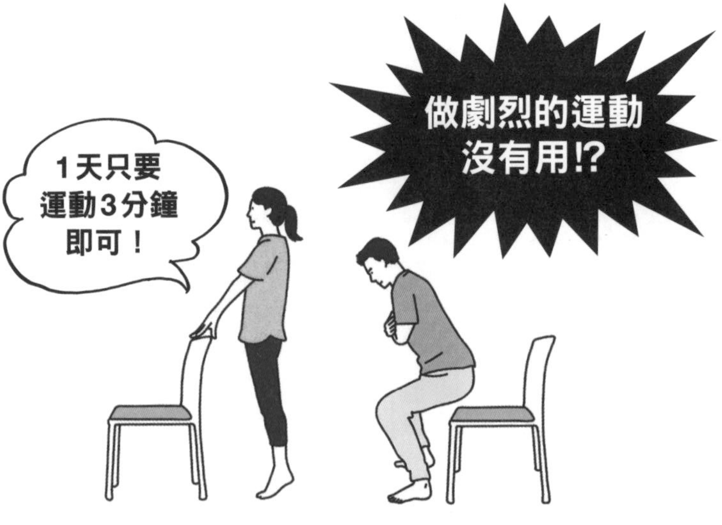
做劇烈的運動
沒有用!?
1天只要
運動3分鐘
即可！

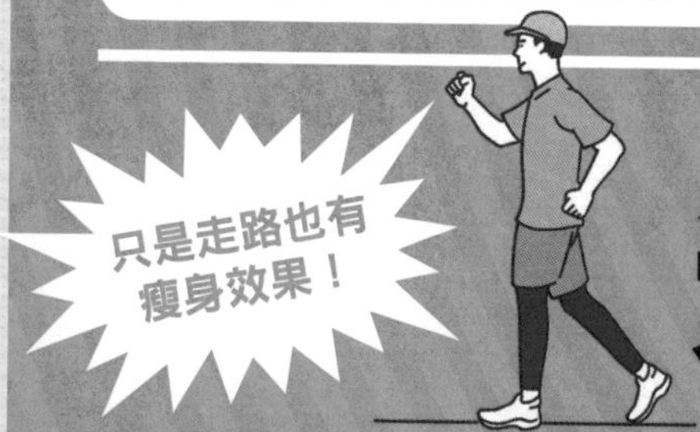

適度的
於快速養成

拚命運動也沒用!?

不需要劇烈的運動

相較於劇烈運動，更重要的是「組合搭配」

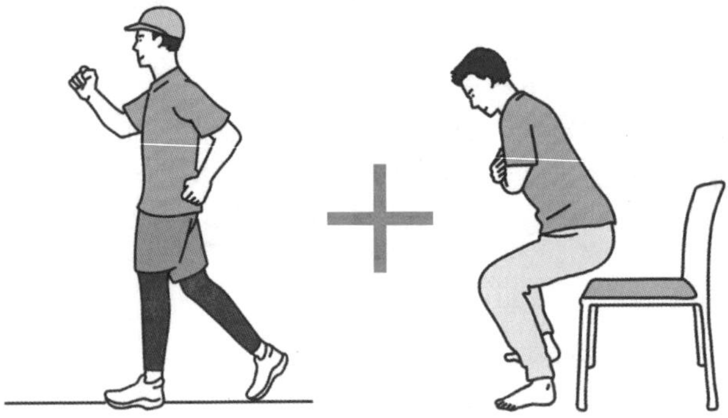

有氧運動 ＋ 無氧運動

‖

即便沒有做劇烈運動也能瘦！

運動能有效減少內臟脂肪，但並不一定要做劇烈的運動。劇烈運動很難讓人持之以恆，而且也會對肌肉和關節造成負擔。如果肌肉長期感到負擔，身體來不及恢復，就會陷入慢性疲勞的狀態。另外，即便是經由高強度的訓練增加肌肉，三酸甘油脂也會附著在肌肉中，因為切面看起來像霜降肉，我稱之為「脂肪肌」。脂肪肌相當麻煩，因為常見於肌肉發達、身材瘦長的人，難以從外表辨認。

2種運動帶來的效果

何謂有氧運動

不疾不徐地運動，同時將氧氣吸入體內，例如健走、慢跑、水中散步等。

燃燒脂肪

何謂無氧運動

不吸入氧氣，瞬間對肌肉施加較大負荷的運動，例如短跑、肌肉鍛鍊等。

增加肌肉

持之以恆更重要

按照自己的節奏持之以恆的運動

持之以恆的運動才能夠有效甩肉，關鍵在於，要組合搭配有氧運動和無氧運動，在不勉強自己的範圍內持之以恆。

最好避免運動的時間點

- **早上**：容易使血壓急遽上升
- **空腹時**：可能會引起貧血、心律不整
- **飯後1個小時內**：流向肝臟的血液減少，對肝臟造成負擔
- **身體狀況不理想時**：有可能會使症狀惡化

能夠燃燒脂肪的不是劇烈的運動，反而是輕鬆、能夠長時間持之以恆的運動，例如健走、慢跑等。

運動分成2種，一種是上述的「有氧運動」，另一種是短時間內承受較大負荷的「無氧運動」。肌肉鍛鍊、深蹲等屬於無氧運動，瞬間對身體施加負荷，以鍛鍊肌肉；有氧運動是在運動時將氧氣吸入體內，不疾不徐地長時間進行效果會更好。

想要成功瘦身，兩種運動缺一不可。有氧運動負責燃燒脂肪，無氧運動則是會增加肌肉、提高基礎代謝率，使體重難以增加。組合搭配2種運動，才是養成易瘦體質的捷徑。

比腹部和手臂的效果還來得大！必須鍛鍊的是下半身肌肉

瘦身最快的捷徑是增加肌肉

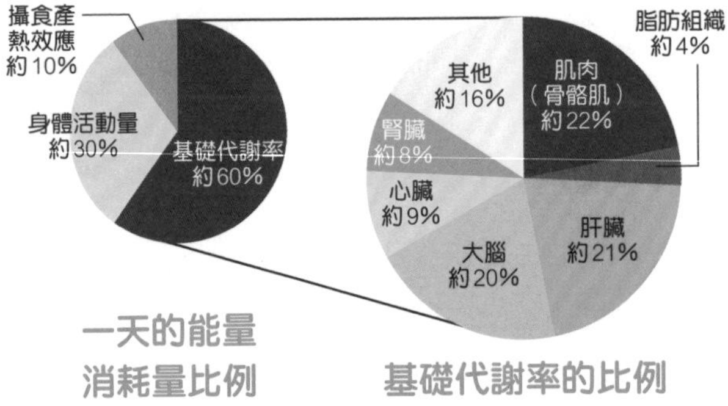

出處：參考日本厚生勞動省「日本人の食事摂取基準（2020年度版）」製作而成。

肌肉消耗最多能量

消耗能量就等於是在燃燒脂肪，要成功瘦身，增加消耗最多能量的肌肉，效果會最顯著。

我們的身體以脂肪作為活動的能量，除了大腦外，肝臟、心臟等臟器進行作用時也會消耗能量，不過人體中能量消耗最多的是肌肉。

基礎代謝率是指人維持生命所需的最低能量，例如保持體溫、呼吸等。在基礎代謝率中，肌肉的占比最高，約為22%，肌肉愈多，所要消耗的脂肪就會愈多。

由上述可知，增加肌肉量會直接影響減肥成功與否。實際上，肌肉量愈多的

鍛鍊肌肉分布最多的下半身

膕旁肌

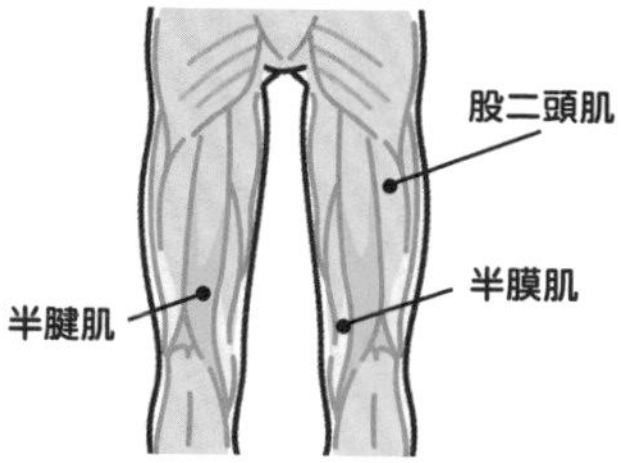

股四頭肌

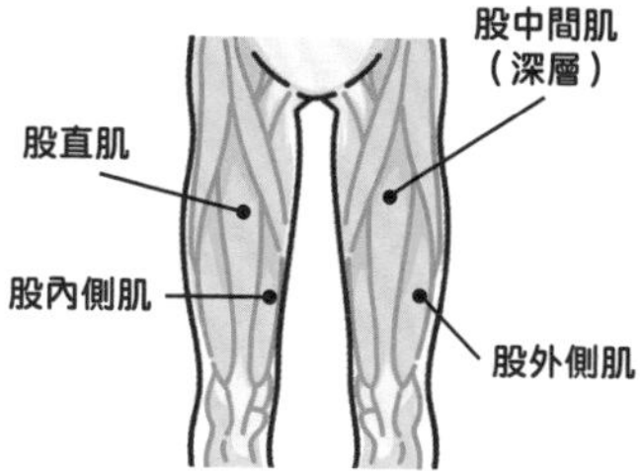

臀肌

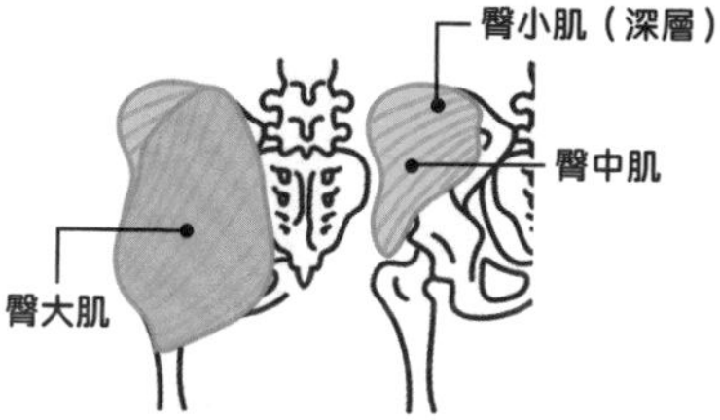

全身肌肉7成在下半身

下半身肌肉占全身肌肉的7成，因此像深蹲這種鍛鍊下半身的運動，能夠有效發揮出瘦身的效果。

人，基礎代謝率就愈高，體脂多肌肉少的女性相較於男性，基礎代謝率基本上會比較低。那要如何增加肌肉呢？

重點在於下半身的肌肉，下半身有幾塊巨大的肌肉，約占全身肌肉的7成。因此，鍛鍊下半身的肌肉，是增加肌肉量最有效率的方式。

這裡推薦的增肌運動為「深蹲」，深蹲的動作既簡單，而且隨地都可以進行，即便是沒有運動習慣的人也能夠輕鬆完成。此運動能夠平均地鍛鍊大腿前側的股四頭肌、後側的膕旁肌，以及臀部的臀大肌等肌肉。

進一步提高基礎代謝率！
鍛鍊「第二心臟」小腿肚

小腿也有一塊叫做小腿三頭肌的大肌肉，小腿三頭肌由腓腸肌和比目魚肌這2種肌肉所構成，在身體中發揮著重要的作用。

無論是站著還是坐著，人體的血液往往都會因為重力而滯留在下半身，將這些血液從下往上，像幫浦一樣送往心臟和大腦的，是又稱為「第二心臟」的小腿三頭肌。

在活動下半身時，小腿會伸長和收縮，肌肉收縮會擠壓血管，進而將血液往上推。

此外，雙腳的靜脈中有一些瓣膜，可以防止小腿肌肉放鬆時，血液不會倒流，這就是所謂的「小腿肌泵」作用。

人體約有70%的血液集中在下半身，這些血液得在反重力下往上推，為了使泵功能正常運作，就必須鍛鍊小腿三頭肌，活化泵功能能夠促進全身的血液循環，還可以提高基礎代謝率。換句話說，能夠養成脂肪容易燃燒、身體不易發胖的體質。

小腿三頭肌可以藉由任何人都能夠做到的簡易運動鍛鍊，只要確實鍛鍊此肌肉，運動功能也會提高、更加活躍，可以說是對瘦身有益。

小腿要鍛鍊的肌肉在這裡！

小腿的肌肉（小腿三頭肌）

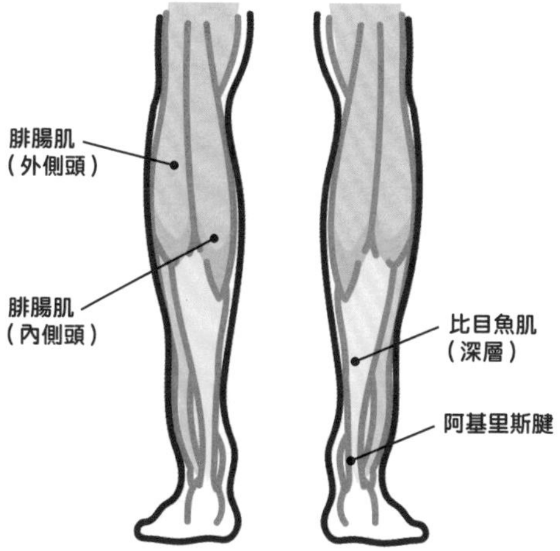

小腿也有大肌肉

除了大腿，小腿也有大肌肉，鍛鍊這裡的肌肉有助於促進血液循環、提高基礎代謝率，運動功能也會上升，讓肌肉更加活躍。

鍛鍊小腿，養成易瘦體質！

將下半身的血液送回心臟

身體大約有7成的血液集中在下半身，要擠壓這些血液，往上送回心臟，就需要小腿的肌肉。鍛鍊這裡的肌肉，能夠活化泵功能，促進血液循環。

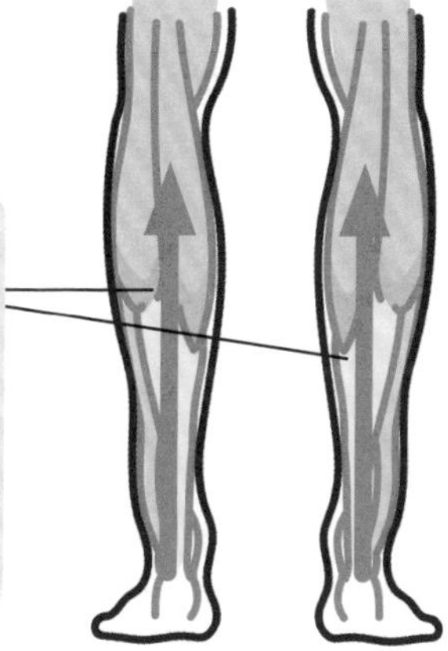

鍛鍊小腿
提高泵功能

↓

促進血液循環
提高代謝

↓

養成易瘦體質！

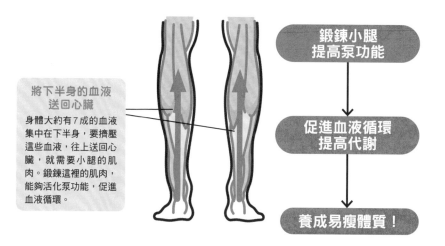

坐式深蹲

可以輕鬆鍛鍊身體中最大的大腿肌肉和臀部肌肉，
只要早、晚各做1次，就能集中強化下半身。

1組 5次

早、晚 各做1組

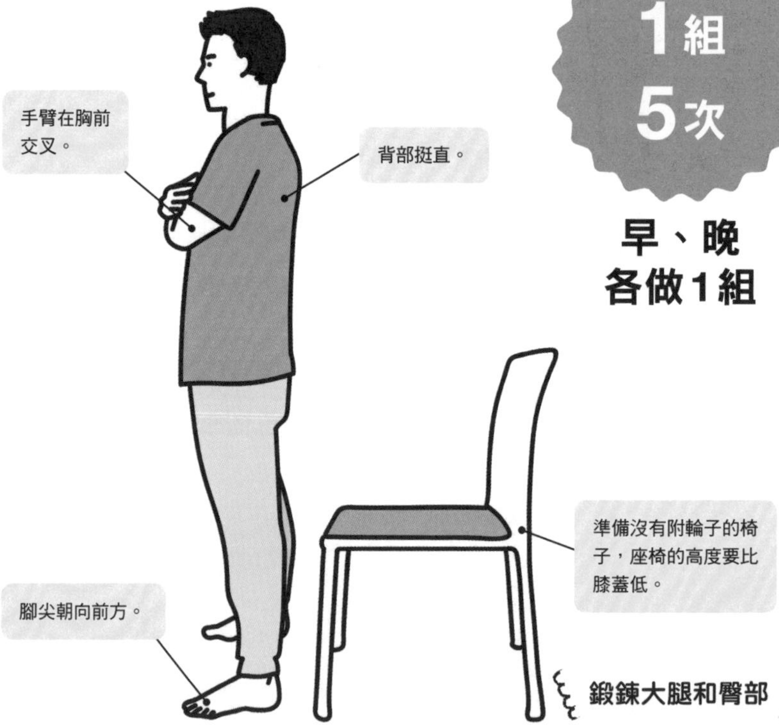
手臂在胸前交叉。
背部挺直。
準備沒有附輪子的椅子，座椅的高度要比膝蓋低。
腳尖朝向前方。

鍛鍊大腿和臀部

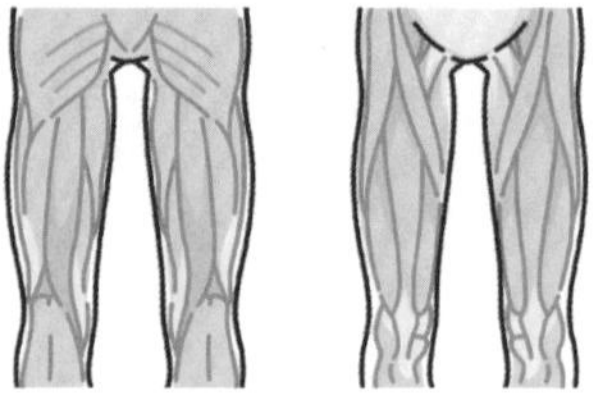

1 站在椅子前，背部挺直，雙手抱胸，雙腳打開與肩同寬。

POINT 有意識地依序朝大腿、臀部、腹肌施力，不要中斷呼吸，要自然地進行呼吸。覺得沒什麼負擔感的人，可以慢慢地增加次數。

2 臀部往後推，同時彎曲膝蓋，在大腿碰到椅子前停止往下，維持10秒動作。

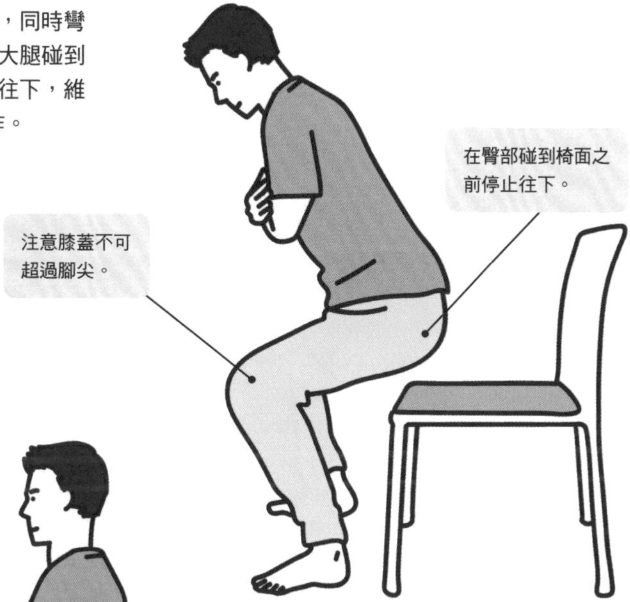

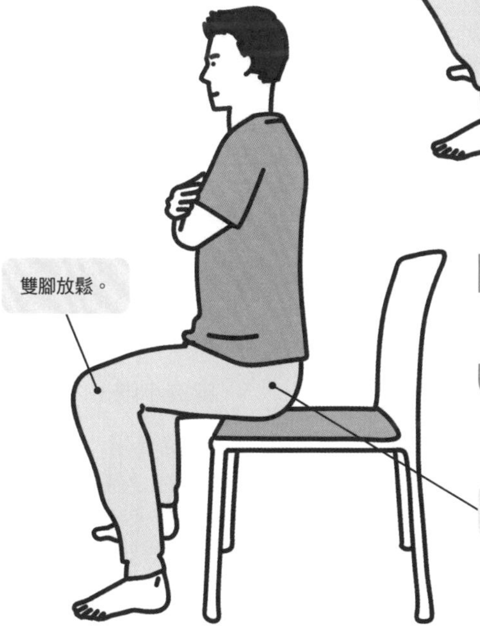

在臀部碰到椅面之前停止往下。
注意膝蓋不可超過腳尖。

雙腳放鬆。
坐在椅子邊緣。

3 待10秒過後，坐在椅子上放鬆雙腳，休息10秒。休息完後慢慢地站起身，重複1到3步驟5次。

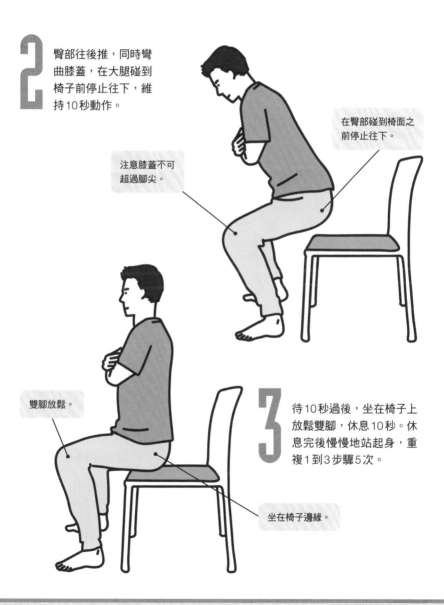

墊腳尖

無論何時何地都可以輕鬆鍛鍊小腿的運動，
長時間坐在電腦前辦公，雙腳水腫時也很推薦做這個運動。

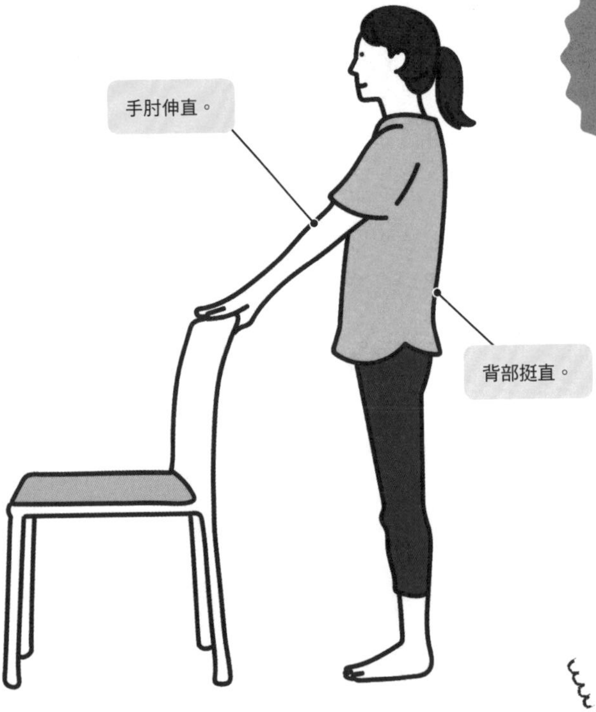

1組
10次

早、晚
各做1組

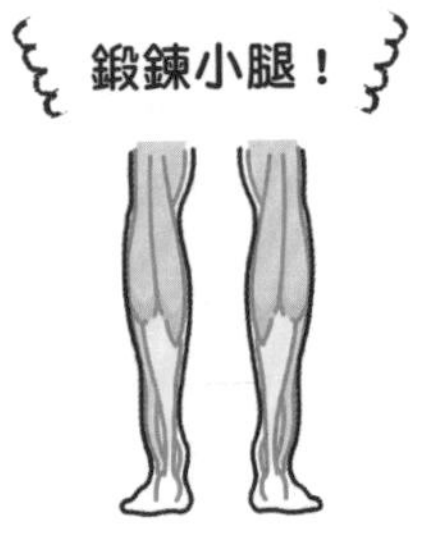

1

手肘伸直，手掌靠在椅背上，
背部挺直站立。

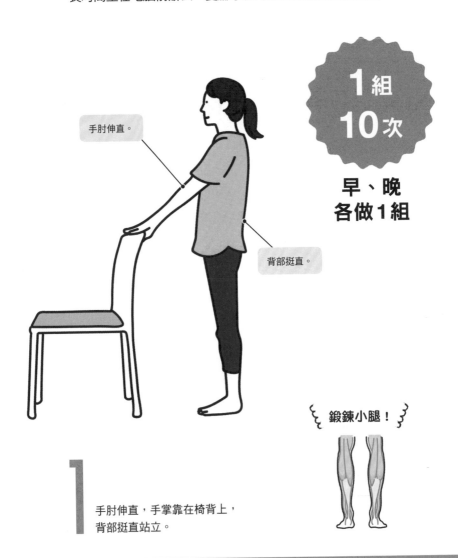

POINT 此動作的重點是腳跟不落地，腳跟盡量抬高效果會更顯著，所以要調整雙腳打開的幅度，找到做起來最舒適的位置。

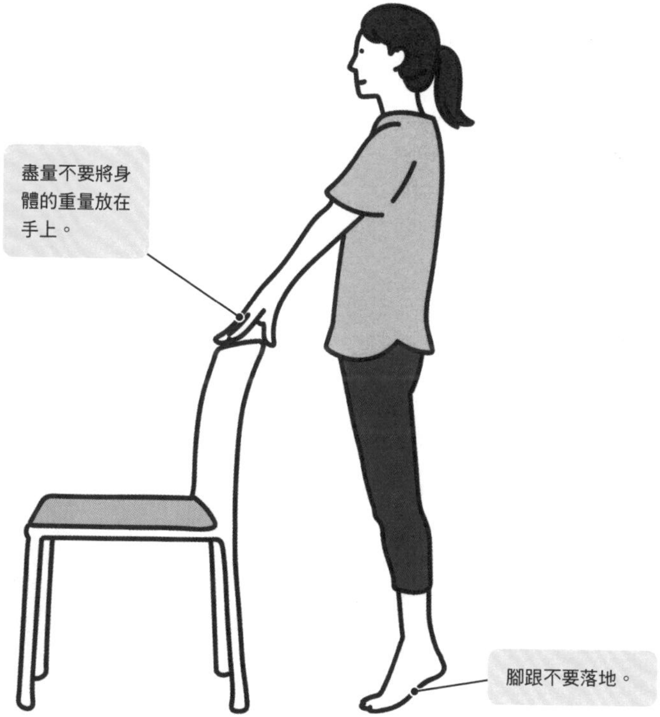
盡量不要將身體的重量放在手上。
腳跟不要落地。

2 往上抬4秒，往下降4秒至距離地面1公分處，重複這個動作10次。

其實會產生驚人的效果！簡單的健走也能成為了不起的運動

健走是一種可以輕鬆開始的有氧運動，只要空閒時在喜歡的地方走動即可，即便是忙碌和不擅長運動的人，也都可以馬上上手。健走不需要特別的工具，只要記住走路時的姿勢和方式，就能夠提高效果。

首先是背部挺直地走路。如果是做辦公室工作，很容易會養成駝背的姿勢，但用駝背的姿勢走路，就無法完全擺動手臂，也不能順利地抬起雙腳。因此，務必矯正駝背的姿勢，走路時要眼睛往前看、抬頭挺胸，並且腹部稍微用力。

走路步伐要比平時更大一點，如此就能自然而然地加快走路的速度。不必勉強自己快走，但如果速度太慢也不會有效果，最好是有節奏、稍微出汗的程度。很重要的是，不只是腳尖，要用整個腳掌走路，試著腳後跟先著地，用整個腳尖像踢地面一樣前進。

注意以上的訣竅，以每天健走20分鐘為目標開始進行。如果覺得20分鐘很難達成，從10分鐘開始也沒問題，只要慢慢地讓身體習慣即可。

此外，健走結合無氧運動深蹲，效果會更佳，兩者的加乘效果，可進一步促使脂肪燃燒。

現在就能開始！瘦身走路法

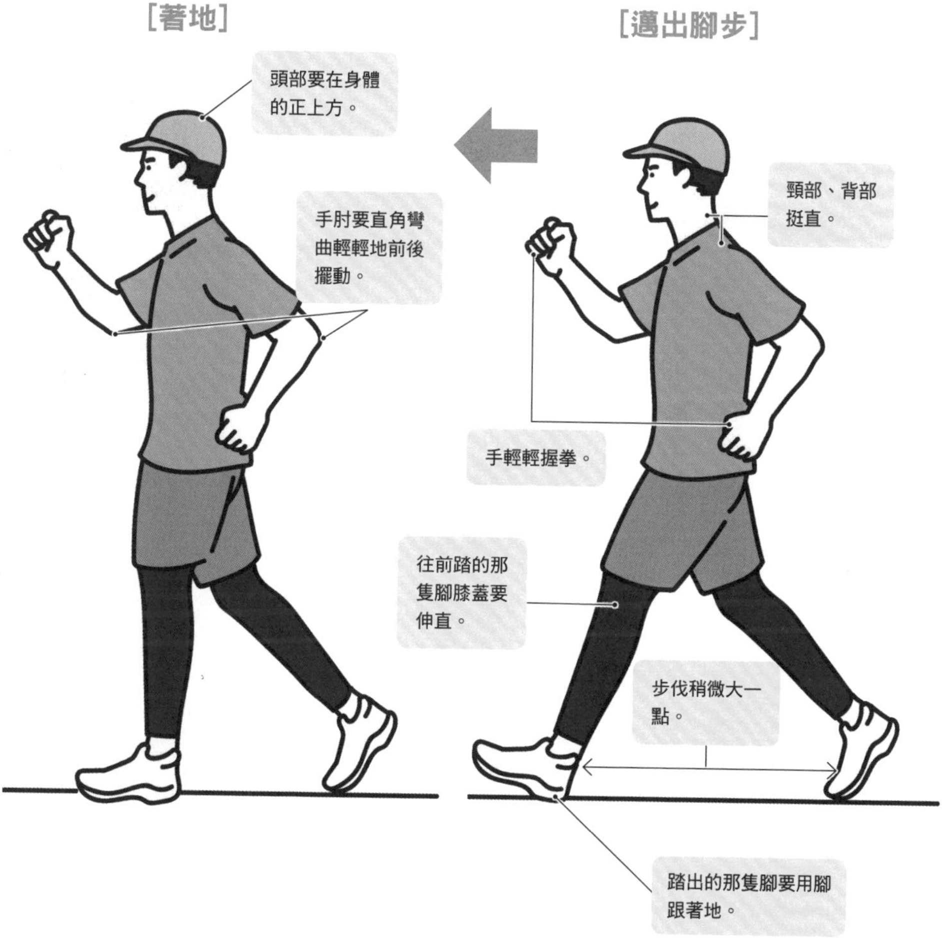
[著地]
[邁出腳步]
頭部要在身體的正上方。
手肘要直角彎曲輕輕地前後擺動。
頸部、背部挺直。
手輕輕握拳。
往前踏的那隻腳膝蓋要伸直。
步伐稍微大一點。
踏出的那隻腳要用腳跟著地。

以每天20分鐘為目標進行健走

有氧運動開始進行約20分鐘後，身體會開始燃燒脂肪。可以的話，每週進行3次，每次20分鐘以上。習慣有氧運動，並同時進行無氧運動的深蹲，效果會更好。

只要改變每天的習慣！
瘦身泡澡法

舒適地泡澡能夠溫暖身體、促進血液循環、提高新陳代謝，尤其是在水溫適宜的情況下，不僅血管會擴張、使血壓下降，還有放鬆身心、調整自律神經的作用。泡澡有各種優點，不要只是沖澡，建議每天泡澡溫暖身體。

不過，泡澡時也要注意幾點事項，例如熱水的溫度，溫度太高血壓反而會上升等。另外，水溫超過42度，會對心臟和肝臟造成負擔，建議在38至40度左右的溫水中浸泡15分鐘，而且是肩膀以下都泡在水裡。

天氣炎熱時為避免上火，可改成泡半身浴，待全身都暖和後，再試著用蓮蓬頭冷卻腳踝，如此就能利用溫度差刺激血管，提高血液往上擠壓的泵作用，促使血液循環更順暢。

泡澡時會流汗，導致身體水分流失，因此泡澡前後不要忘了補充水分。

順帶一提，泡澡的最佳時機是睡前1個小時。一到就寢時間，由於睡眠賀爾蒙「褪黑激素」的作用，體溫會下降，自然而然地就會覺得想睡覺。待泡澡後感到溫暖的身體，冷卻1個小時再上床睡覺，褪黑激素的睡眠效果會更加顯著。

利用全身泡澡改善血液循環，提高代謝

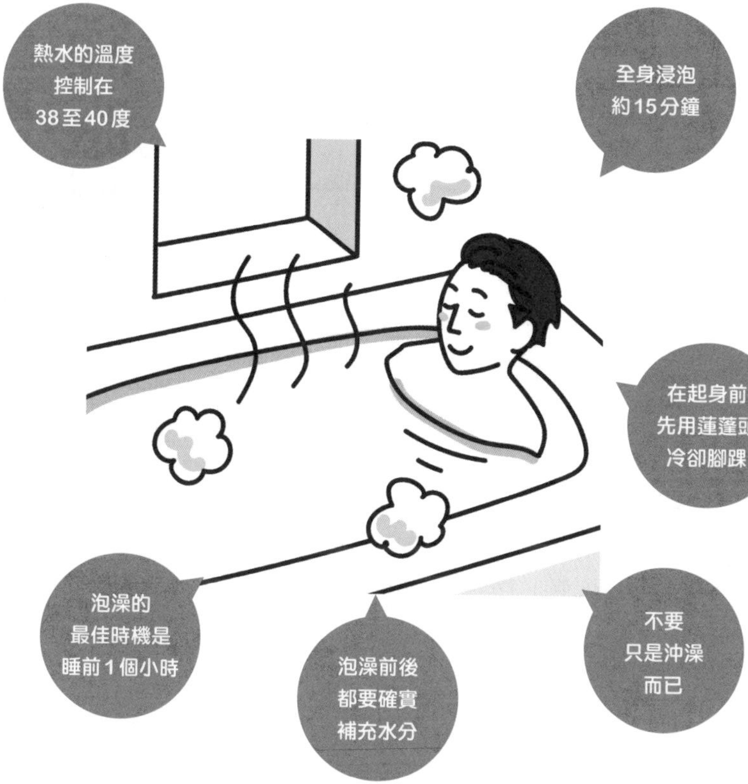

也推薦這個！

泡澡時推薦使用「重碳酸入浴劑」
能夠產生一氧化碳
避免熱水溫度太快下降
幫助血管擴張、改善血液循環

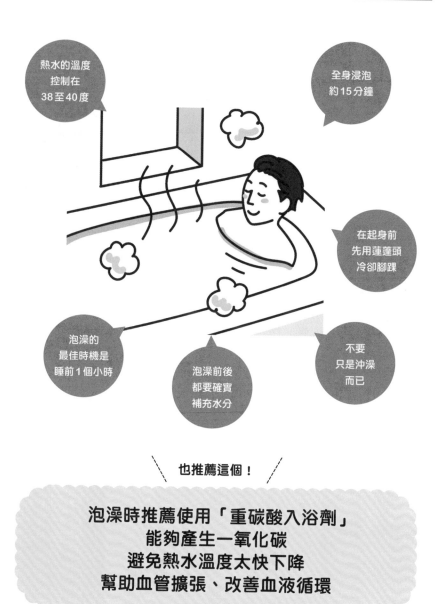

睡眠時間會影響瘦身！

良好睡眠品質有助於打造易瘦體質

人體在睡覺時分泌的賀爾蒙，會修復、維護因白天活動而受損的血管。如果睡眠不足，老廢物質會堆積在血液中，使代謝下降或賀爾蒙紊亂等問題，導致容易肥胖，還可能會罹患糖尿病和脂肪肝。

目前已經得知，睡眠不足時，脂肪細胞會減少分泌控制食慾的荷爾蒙「瘦蛋白」，反而會促進胃細胞分泌增加食慾的荷爾蒙「飢餓素」。也就是說，睡眠不足會造成荷爾蒙異常分泌，強迫性地增加食慾，使人更容易肥胖。

由此可知，想要瘦身必須要有良好的睡眠。當然，為了健康，睡眠也是不可或缺的一環，只要躺著，流入肝臟的血液就會增加30%，使肝臟恢復活力。不過，並不是說睡愈久愈好，睡太多反而會導致自律神經和荷爾蒙失衡，造成不良的影響。相較於睡眠時間的長短，更重要的是睡眠的品質。

所謂的品質良好的睡眠，簡單來說就是熟睡。平時難以熟睡的人，不妨重新檢視臥室的環境，有時候只是更換寢具或電燈，就能使睡眠品質提升。

此外，睡覺前也不要滑手機或玩電腦，藍光會妨礙身體分泌睡眠荷爾蒙，使人睡不著。

打造容易入睡的環境！

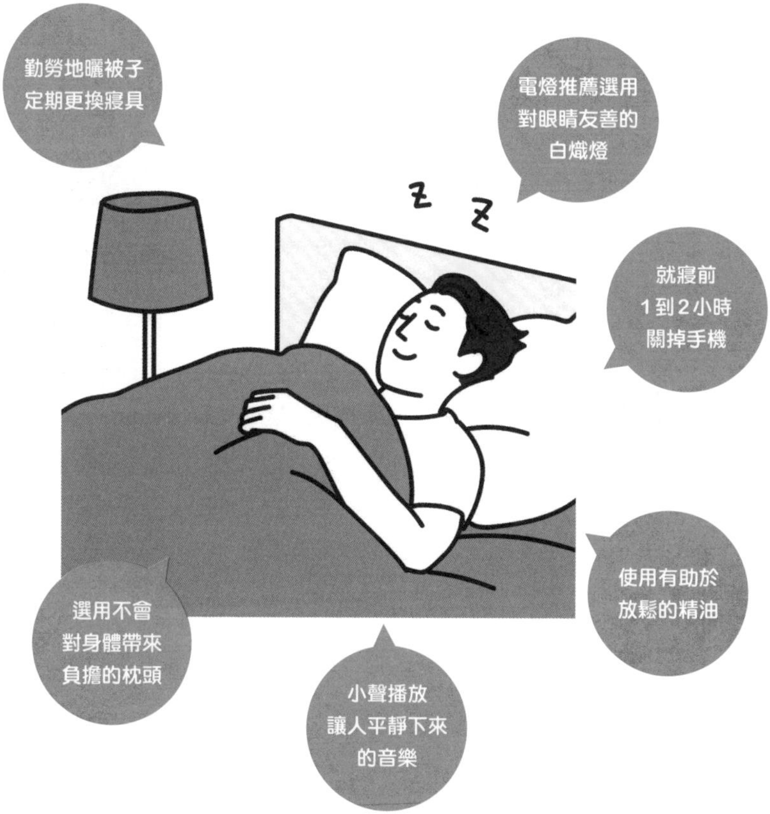
勤勞地曬被子
定期更換寢具
電燈推薦選用
對眼睛友善的
白熾燈
z z
就寢前
1到2小時
關掉手機
使用有助於
放鬆的精油
選用不會
對身體帶來
負擔的枕頭
小聲播放
讓人平靜下來
的音樂

也推薦這個！

早上喝牛奶可以提高睡眠品質
牛奶中含有一種叫做色胺酸的成分
白天會在大腦中轉換成血清素
晚上則是會轉換成助眠的褪黑素

精神狀態&壓力也是勁敵！

調整自律神經有益於打造易瘦體質

自律神經是24小時運作的指揮中心，控制內臟功能、代謝及溫度等人體所有的功能。自律神經一旦紊亂，腸胃的功能會減弱，代謝也會下降，從而使身體更容易囤積脂肪。

自律神經的組成有「交感神經」與「副交感神經」，分別負責油門和煞車的作用。白天活動時，交感神經（油門）占據主導的位置，心跳和血壓會上升，身體可以說是處於興奮狀態。另一方面，晚上或就寢前的放鬆狀態，就是由副交感神經（煞車）主導，心跳和血壓下降，自然而然地使人入睡。理想的狀態是，像這樣自律神經配合身體狀況自動相互調節，然而各種原因帶來的壓力，經常使自律神經失衡。當然，自律神經也與發胖有關。

事實上，肥胖的人其副交感神經難以正常產生作用，大多都有腸胃活動力減弱、腸道環境惡化的問題。如果交感神經長期占據主導地位，血管會收縮、血液循環受阻，進而導致消化不良、身體冰冷，最後代謝也會下降，形成易胖體質。

若想調整紊亂的自律神經，最好的方法是不要累積壓力。雖說如此，不可能完全沒有壓力，所以要找到適合自己的解壓方法。規律的生活、適度的運動，以及興趣愛好等，都有助於緩解壓力。

必須調整自律神經！

何謂自律神經

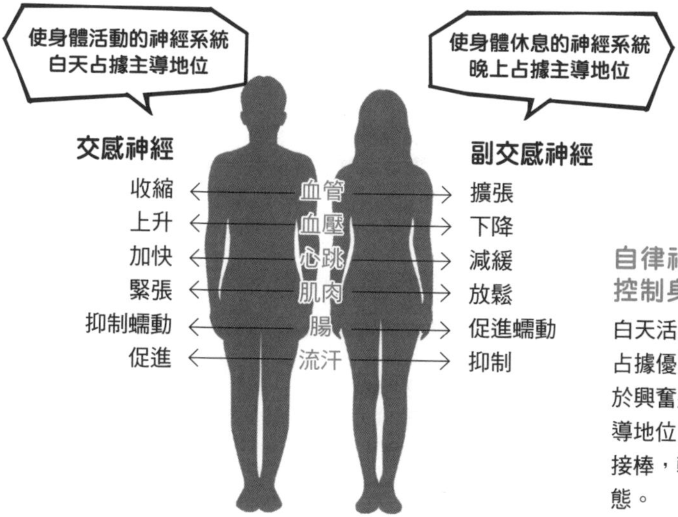

自律神經24小時控制身體的功能

白天活動時交感神經占據優勢，身心都處於興奮狀態；晚上主導地位由副交感神經接棒，轉換成放鬆狀態。

何謂自律神經紊亂……

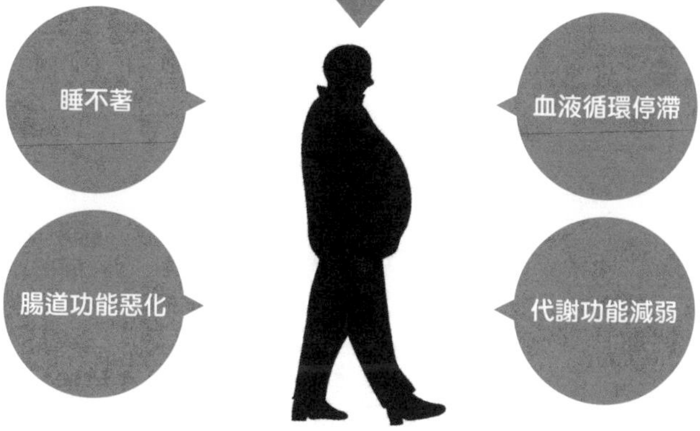
睡不著
血液循環停滯
腸道功能惡化
代謝功能減弱

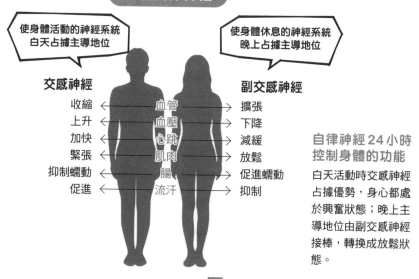

不可以有任何一方長期占據優勢！
要成功瘦身，自律神經必須維持良好的平衡。

column

推薦高可可含量巧克力外的其他食品！

含有豐富多酚 幫助瘦身＆促進健康的食品

除了可可多酚以外，還有其他各種多酚。
以下介紹富含多酚，具有減肥＆健康效果的食材。
由於效果的持續時間不長，建議每隔2到4小時攝取1次。

富含多酚、具有瘦身＆健康效果的食品

薑辣素
活化
代謝功能！

薑

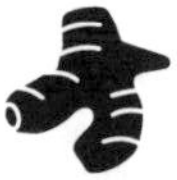

綠原酸
促進
脂肪燃燒！

咖啡

單寧
預防
生活習慣病！

紅葡萄酒

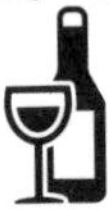

蘆丁
防止
動脈硬化！

蘆筍

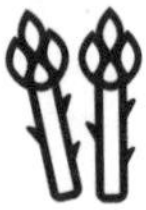

薑黃素
提高肝功能！

薑黃
（寶鼎香）

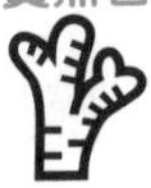

花青素
緩解眼睛
疲勞！

藍莓

微減醣時可參考！

食品營養素一覽表

以常見的食材為主，分成「微減醣時建議積極攝取的食材」與「微減醣時要減少攝取的食材」兩個項目，列出營養素一覽表。請在實際進行本書介紹的「微減醣」（84頁）時參考。

微減醣時

建議積極攝取的食材

種類	食材名	重量	醣質（g）	蛋白質（g）	脂質（g）	鹽分（g）	膳食纖維（g）	熱量（kcal）
肉類	豬五花肉（帶肥肉、生）	100g	0.1	14.4	35.4	0.1	0	366
	豬後腿肉（生）	100g	0.2	22.1	3.6	0.1	0	119
	豬小里肌（瘦肉、生）	100g	0.3	22.2	3.7	0.1	0	118
	豬絞肉（生）	100g	0.1	17.7	17.2	0.1	0	209
	豬里肌（帶肥肉、生）	100g	0.2	19.3	19.2	0.1	0	248
	豬頸肉（帶肥肉、生）	100g	0.1	17.1	19.2	0.1	0	237
	生火腿（豬肉、人工加速培育）	30g	0.2	7.2	5.0	0.8	0	73
	雞胸肉（飼料雞、帶皮、生）	100g	0.1	21.3	5.9	0.1	0	133
	雞腿肉（飼料雞、帶皮、生）	100g	0	16.6	14.2	0.2	0	190
	雞里肌（飼料雞、生）	100g	0.1	23.9	0.8	0.1	0	98
	雞絞肉（生）	100g	0	17.5	12.0	0.1	0	171
	雞翅（飼料雞、帶皮、生）	100g	0	17.8	14.3	0.2	0	189
	小棒腿（飼料雞、帶皮、生）	100g	0	18.2	12.8	0.2	0	175
	牛後腿肉（帶肥肉、生）	100g	0.5	19.2	16.1	0.1	0	235
	牛里肌（瘦肉、生）	100g	0.3	19.1	15.0	0.1	0	207
	牛絞肉（生）	100g	0.3	17.1	21.1	0.2	0	251
	沙朗（帶肥肉、生）	100g	0.3	11.7	47.5	0.1	0	460
海鮮類	竹筴魚（切開、油煎）	100g	0.1	24.6	12.3	2.0	0	194
	沙丁脂眼鯡（小隻、生）	60g	0.2	12.8	2.9	0.1	0	74
	鰤魚（生）	60g	0.2	12.8	10.6	0.1	0	133
	黑鮪魚（生魚片）	100g	0.1	26.4	1.4	0.1	0	115
	秋刀魚（不帶皮、生）	100g	0.2	17.8	25.0	0.3	0	277
	鹽漬鯖魚（加工產品）	60g	0.1	15.7	11.5	1.1	0	158
	紅鉤吻鮭（生）	80g	0.1	18.0	3.6	0.1	0	102

種類	食材名	重量	醣質(g)	蛋白質(g)	脂質(g)	鹽分(g)	膳食纖維(g)	熱量(kcal)
海鮮類	旗魚（生）	100g	0.1	19.2	7.6	0.2	0	139
	初鰹（生）	100g	0.1	25.8	0.5	0.1	0	108
	銀鱈（生）	100g	0	13.6	18.6	0.2	0	210
	梭子魚（生）	100g	0.1	18.9	7.2	0.3	0	137
	遠東多線魚（一夜干、生）	100g	0.1	20.6	9.4	1.8	0	161
	北魷（生魚片）	100g	0.1	17.9	0.8	0.5	0	76
	章魚（生）	100g	0.1	16.4	0.7	0.7	0	70
	甜蝦（生）	100g	0.1	19.8	1.5	0.8	0	85
	水煮魩仔魚	30g	0	5.3	0.5	0.6	0	25
	蛤蜊（生）	100g	0.4	6.0	0.3	2.2	0	27
	帆立貝（生）	100g	1.5	13.5	0.9	0.8	0	66
	蜆（生）	60g	2.7	4.5	0.8	0.2	0	32
	鰻魚（蒲燒）	100g	3.1	23.0	21.0	1.3	0	285
	鯖魚罐頭（水煮）	80g	0.2	16.7	8.6	0.7	0	139
蛋類	雞蛋（生）	50g	0.2	6.1	5.1	0.2	0	71
大豆、大豆製品	木棉豆腐	100g	0.4	7.0	4.9	0	1.1	73
	嫩豆腐	100g	1.1	5.3	3.5	0	0.9	56
	油豆腐	100g	0.2	10.7	11.3	0	0.7	143
	油炸豆皮	30g	0	7.0	10.3	0	0.4	113
	生豆皮	50g	1.7	10.9	6.9	0	0.4	109
	納豆	50g	2.7	8.3	5.0	0	3.4	95
	炸豆腐餅	50g	0.1	7.7	8.9	0.3	0.7	112
	黃豆粉（全麥大豆）	15g	1.6	5.5	3.9	0	2.7	68
	豆漿	200g	5.8	7.2	4.0	0	0.4	126

種類	食材名	重量	醣質（g）	蛋白質（g）	脂質（g）	鹽分（g）	膳食纖維（g）	熱量（kcal）
大豆、大豆製品	無調整豆漿	200g	5.8	7.2	4.0	0	0.4	88
	凍豆腐（乾燥）	15g	0.2	7.6	5.1	0	0.4	74
	豆渣（乾燥）	50g	4.4	11.6	6.8	0	21.8	167
牛奶、乳製品	牛奶	200g	9.6	6.6	7.6	0.2	0	122
	優格（無糖）	100g	4.9	3.6	3.0	0.1	0	56
	加工起司	20g	0.3	4.5	5.2	0.6	0	63
	卡門貝爾起司	20g	0.2	3.8	4.9	0.4	0	58
	莫札瑞拉起司	20g	0.8	3.7	4.0	0	0	54
	帕馬森起司	5g	0.1	2.2	1.5	0.2	0	22
堅果類	杏仁（炒熟、無鹽）	10g	1.0	2.0	5.4	0	1.1	61
	花生（大顆、炒熟）	10g	1.0	2.5	5.0	0	1.1	61
	核桃（炒熟）	10g	0.4	1.5	6.9	0	0.8	71
	開心果（炒熟、調味）	10g	1.2	1.7	5.6	0.1	0.9	62
	夏威夷果（炒熟、調味）	10g	0.6	0.8	7.7	0.1	0.6	75
	榛果（油炸、調味）	10g	0.7	1.4	6.9	0	0.7	70
葉菜類	高麗菜	50g	1.7	0.7	0.1	0	0.9	11
	萵苣	50g	0.8	0.3	0.1	0	0.6	6
	紅葉萵苣	50g	0.6	0.6	0.1	0	1.0	8
	菠菜	50g	0.2	1.1	0.2	0	1.4	9
	水菜	50g	0.9	1.1	0.1	0.1	1.5	12
	白菜	50g	0.9	0.4	0.1	0	0.7	7
	蔥	20g	0.7	0.4	0.1	0	0.6	6
	珠蔥	20g	0.6	0.4	0.1	0	0.5	5
	紫蘇葉	10g	0.1	0.4	0	0	0.7	3

種類	食材名	重量	醣質（g）	蛋白質（g）	脂質（g）	鹽分（g）	膳食纖維（g）	熱量（kcal）
葉菜類	韭菜	30g	0.4	0.5	0.1	0	0.8	5
	小松菜	50g	0.2	0.8	0.1	0	1.0	7
	青江菜	50g	0.4	0.3	0.1	0.1	0.6	5
	茼蒿	30g	0.2	0.7	0.1	0.1	1.0	6
	西芹	50g	1.0	0.2	0.1	0.1	0.8	6
	蘆筍	50g	1.1	1.3	0.1	0	0.9	11
	青花菜	50g	0.7	2.7	0.3	0	2.6	19
	花椰菜	50g	1.1	1.5	0.1	0	1.5	14
	鴨兒芹	10g	0.1	0.2	0	0	0.3	2
	水芥菜	10g	0	0.2	0	0	0.3	1
	水芹	30g	0.2	0.6	0	0	0.8	5
海藻類	海帶芽（生）	20g	0.4	0.4	0	0.3	0.7	5
	乾燥海帶芽	0.5g	0	0.1	0	0.1	0.2	1
	烤海苔	3g	0.2	1.2	0.1	0	1.1	9
	鹿尾菜（鐵釜、乾燥）	3g	0.1	0.3	0.1	0.1	1.6	6
	石蓴（陰乾）	5g	0.6	1.1	0	0.5	1.5	10
	寒天	100g	0	0.2	0	0	0.6	2
	海蘊（不含鹽）	50g	0	0.1	0.1	0.1	0.7	2
	裙帶菜（生）	50g	0	0.5	0.3	0.2	1.7	7
蕈菇類	金針菇	100g	3.7	2.7	0.2	0	3.9	34
	鴻喜菇	100g	1.8	2.7	0.5	0	3.0	26
	舞菇	100g	0.9	2.0	0.5	0	3.5	22
	杏鮑菇	100g	2.6	2.8	0.4	0	3.4	31
	洋菇	100g	0.1	2.9	0.3	0	2.0	15

微減醣時

要減少攝取的食材

種類	食材名	重量	醣質(g)	蛋白質(g)	脂質(g)	鹽分(g)	膳食纖維(g)	熱量(kcal)
米飯類	白米	100g	35.6	2.5	0.3	0	1.5	156
	糙米	100g	32.9	4.1	1.0	0	1.4	156
	糯米	50g	21.6	1.8	0.3	0	0.4	94
麵包類	山型吐司(英式吐司)	50g	46.1	7.8	3.5	1.3	1.8	123
	紅豆麵包	100g	49.7	7.0	3.8	0.3	3.3	266
	奶油麵包	100g	47.0	7.9	7.4	0.4	1.3	286
	波蘿麵包	100g	58.2	8.0	10.5	0.5	1.7	349
麵類	油麵(生)	100g	50.3	8.6	1.2	1.0	5.4	249
	烏龍麵(生)	100g	53.2	6.1	0.6	2.5	3.6	249
	生義大利麵	100g	45.4	7.8	1.9	1.2	1.5	232
	蕎麥麵(生)	100g	48.5	9.8	1.9	0	6.0	271
塊根類	馬鈴薯	100g	8.4	1.8	0.1	0	8.9	59
	番薯	100g	29.7	1.2	0.2	0	2.2	126
	芋頭	100g	10.8	1.5	0.1	0	2.3	53
	山藥	100g	21.2	4.5	0.5	0	1.4	108
根菜類	洋蔥	50g	3.4	0.5	0.1	0	0.8	17
	紅蘿蔔	50g	3.2	0.4	0.1	0.1	1.2	15
	南瓜	50g	4.1	0.8	0.1	0	1.4	21
	蓮藕	50g	6.8	1.0	0.1	0.1	1.0	33
	牛蒡	50g	4.8	0.9	0.1	0	2.9	29
水果	香蕉	100g	21.4	1.1	0.2	0	1.1	93
	蘋果	100g	14.1	0.1	0.2	0	1.4	53
	葡萄	100g	15.2	0.4	0.1	0	0.5	58
	柿子	100g	14.3	0.4	0.2	0	1.6	63

種類	食材名	重量	醣質（g）	蛋白質（g）	脂質（g）	鹽分（g）	膳食纖維（g）	熱量（kcal）
水果	櫻桃	100g	14.0	1.0	0.2	0	1.2	64
	芒果	100g	15.6	0.6	0.1	0	1.3	68
	桃子	100g	8.9	0.6	0.1	0	1.3	38
調味料	米味噌、甜味噌	15g	4.9	1.5	0.5	0.9	0.8	31
	濃口醬油	15g	1.2	1.2	0	2.2	0	11
	薄口醬油	15g	0.9	0.9	0	2.4	0	9
	上白糖	15g	14.9	0	0	0	0	59
	美乃滋（全蛋）	15g	0.5	0.2	11.4	0.3	0	100
	番茄醬	15g	3.8	0.2	0	0.5	0.3	16
	蠔油	15g	4.0	0.2	0	1.3	0.1	18
	本味醂	15g	6.5	0	0	0	0	36
零食	洋芋片	50g	25.3	2.4	17.6	0.5	2.1	271
	餅乾	50g	30.6	2.9	13.8	0.3	0.7	256
	仙貝（醬油）	50g	83.3	7.3	1.0	1.3	0.6	184
	白巧克力	100g	50.3	7.2	39.5	0.2	0.6	588
	銅鑼燒（紅豆泥餡）	100g	56.9	6.6	3.1	0.3	1.5	282
	奶油蛋糕（無水果）	100g	41.7	6.9	15.2	0.2	0.6	318
	泡芙	80g	25.2	6.0	11.4	0.2	0.3	169
	輕乳酪蛋糕	100g	22.2	5.8	27.5	0.5	0.3	349
	布丁	100g	14.0	5.7	5.5	0.2	0	116
	咖啡凍	100g	10.3	1.6	0	0	0	43
軟性飲料	可樂	200g	22.8	0.2	0	0	0	92
	汽水	200g	20.4	0	0	0	0	82
	橘子汁（濃縮還原）	200g	21.0	1.4	0.2	0	0.4	92

出處：參考日本食品成分資料庫製作

栗原診所東京・日本橋院長

栗原 毅

1951年出生於日本新潟縣，畢業於北里大學醫學部。曾任東京女子醫科大學教授、慶應義塾大學研究所教授，現擔任栗原診所東京 日本橋院長。日本肝臟學會專家，不僅專注於治療，也致力於預防。是「血液サラサラ（血液順暢流動）」一詞的創始人之一。有《お茶のすごい健康長寿力 高血糖、高血圧、肥満、内臓脂肪から免疫力、認知症、不眠、イライラまで効く!》（主婦の友社）、《中性脂肪減 × 高血圧改善 × 動脈硬化予防1日1杯血液のおそうじスープ》（アスコム）等多本監修書和著作。

參考文獻

『図解で改善！ズボラでもラクラク! 1週間で脂肪肝はスッキリよくなる』（著者 栗原毅・三笠書房）
『内科医と歯科医が教える 病気知らずの食べ方みがき方』（監修 栗原毅・日東書院本社）
『その効果に専門家が驚いた 内臓脂肪を落とす方法 BEST5』（監修 栗原毅・笠倉出版社）
『Dr. 栗原のチョコ健康法 内臓脂肪はチョコレートで落ちる！』（監修 栗原毅・アントレックス）
※このほかにも、多くの書籍や Web サイトを参考にしております。

STAFF

編輯　森田有紀、塩屋雅之、矢ヶ部鈴香（オフィスアビ）
編輯協力　菅原夏子
栗原丈徳（栗原ヘルスケア研究所・歯科医師）
插畫　kabu（S-cait）
裝幀・設計　森田篤成、小倉誉菜（I'll products）

1週間で勝手に痩せていく体になるすごい方法
1 SHUKAN DE KATTENI YASETEIKU KARADA NI NARU SUGOI HOHO

Originally published in Japan by NIHONBUNGEISHA Co., Ltd.,
Chinese (in traditional character only) translation rights arranged with
NIHONBUNGEISHA Co., Ltd., through CREEK & RIVER Co., Ltd.

1星期瘦身計畫

用 5 招習慣輕鬆打造易瘦體質

出　　版／楓葉社文化事業有限公司
地　　址／新北市板橋區信義路163巷3號10樓
郵 政 劃 撥／19907596 楓書坊文化出版社
網　　址／www.maplebook.com.tw
電　　話／02-2957-6096
傳　　真／02-2957-6435
作　　者／栗原毅
翻　　譯／劉姍珊
責 任 編 輯／詹欣茹
內 文 排 版／洪浩剛
港 澳 經 銷／泛華發行代理有限公司
定　　價／350元
出 版 日 期／2023年11月

國家圖書館出版品預行編目資料

1星期瘦身計畫：用5招習慣輕鬆打造易瘦體質 / 栗原毅作 ; 劉姍珊譯. -- 初版. -- 新北市：楓葉社文化事業有限公司, 2023.11
面； 公分

ISBN 978-986-370-614-4（平裝）

1. 減重 2. 健康法

411.94　　112016747